Ivan Noble

Wie ein Loch im Kopf

Ivan Noble

Wie ein Loch im Kopf

Mein Tumortagebuch

Aus dem Englischen
von Juliane Gräbener-Müller

Kabel by Piper

Die englische Originalausgabe erschien 2005 unter dem Titel »Like a Hole in the Head« bei Hodder & Stoughton, einem Imprint der Verlage Hodder Headline, in London.

ISBN-13: 978-3-8225-0674-5
ISBN-10: 3-8225-0674-5

Satz: Uwe Steffen, München
Druck und Bindung: GGP Media GmbH, Pößneck
Printed in Germany

www.kabel-verlag.de

Inhalt

Vorwort

Im September 2002 begann Ivan Noble, dieses Tagebuch zu schreiben. Es wurde dem Fortgang seiner Behandlung entsprechend in wöchentlichem, vierzehntägigem oder monatlichem Rhythmus auf der Website der BBC News (bbc.co.uk/news) veröffentlicht. Es ist hier weitgehend in seiner ursprünglichen Form abgedruckt. Die meisten Kapitel enden mit einer kleinen Auswahl aus den Tausenden von E-Mails, die von Leserinnen und Lesern des Tagebuchs an die Website geschickt wurden; ihr Abdruck wurde ausnahmslos von allen Absendern genehmigt. Die vier in das Tagebuch eingestreuten Betrachtungen wurden nachträglich von Leserinnen und Lesern geschrieben, die den Umgang mit Krebs aus ihrer ganz eigenen Perspektive sehen. Die BBC kam mit Ivan überein, daß die gesamten Tantiemen aus diesem Buch an eine Organisation seiner Wahl, Médecins Sans Frontières UK, gehen sollen.

1 Ein Neuanfang

Donnerstag, 12. September 2002

Mein Leben und das meiner Familie ist gerade völlig auf den Kopf gestellt worden.

Letzten Monat war ich noch ein gesunder junger Mann Mitte Dreißig; ich freute mich darauf, Teilzeit zu arbeiten, mich um unsere kleine Tochter zu kümmern und Pläne für das kommende Jahr zu schmieden. Und dann habe ich erfahren, daß ich einen schnell wachsenden Tumor im Gehirn habe. Zwischen den Zeilen habe ich herausgehört, daß ein älterer Mann bei so etwas kaum eine Chance auf Heilung hat. Mit Jugend, Entschlossenheit und einer Menge Unterstützung an meiner Seite habe ich die Absicht, es besser zu machen.

Es begann mit einer Woche zunehmend lästiger Kopfschmerzen, die frühmorgens so schlimm waren, daß ich davon wach wurde; im Lauf des Vormittags klangen sie allmählich ab, kehrten jedoch am Abend zurück und machten mich schläfrig. Bis zum Wochenende waren sie so stark geworden, daß mir schlecht davon wurde, und ich ging zu meinem Hausarzt, der mich in die Notaufnahme der örtlichen Klinik schickte, wo man sich beeindruckend schnell um mich kümmerte.

Schon nach wenigen Stunden hatte ich ein CT (Computertomogramm) von meinem Kopf, und das war der Moment, als ein charmanter junger Arzt mir sagte, sie hätten »etwas Interessantes« gefunden. Und ich Idiot fühlte mich auch noch geschmeichelt.

In meinem Alter seien Hirntumoren selten, sagte er, und es sei viel wahrscheinlicher, daß ich von einer erst kurz zurückliegenden Reportagereise nach Westafrika eine böse Infektion mitgebracht hätte. Diese Infektion habe sich vermutlich einen Weg zu meinem Kopf gebahnt und verursache jetzt dort eine Schwellung, die so schnell wie möglich behandelt werden müsse. Eine kleinere Gehirnoperation, eine Menge Antibiotika und Ruhe müßten die Sache eigentlich in Ordnung bringen.

An einem verlängerten Wochenende hatte das Klinikpersonal alle Mühe, ein Bett in einer neurochirurgischen Abteilung für mich zu finden. Doch schließlich gelang es ihnen, und nach einer kurzen Fahrt im Krankenwagen und ein paar bangen Stunden wurde ich um zwei Uhr morgens von einem gutgelaunten, vertrauenerweckenden Chirurgen operiert.

Um neun erhielt ich die Nachricht, die ich mir nicht gewünscht hatte. Es gab keinen Bazillus, keine Infektion, nur ein bißchen Flüssigkeit und etwas, was wie ein Tumor aussah. Es würde vier Tage dauern, um die kleine Gewebeprobe, die sie entnommen hatten, zu untersuchen.

Vier Tage später eröffnete mir ein etwas verlegener Arzt die Neuigkeit: »Gutartige Hirntumoren gibt es nicht«, sagte er, »und selbst wenn es sie gäbe, Ihrer wäre keiner.« Das sei aber noch nicht das Ende der Welt, fügte er hinzu.

Er überließ uns die Interpretation seiner Worte, und ich durfte nach Hause gehen.

Weniger als einen Tag nachdem ich in dem trostlosen »Schicksalszimmer« meine Diagnose gehört hatte, sprach ich mit einem Onkologen meine Behandlung durch. Er sagte mir genau das, was ich hören wollte: »Sie haben alles, wofür es sich zu kämpfen lohnt, und wir werden Ihren Tumor nach allen Regeln der Kunst fertigmachen.«

Der Schock war groß. Stundenlang lief ich umher, fing an, Tee zu kochen oder die Spülmaschine einzuräumen, und vergaß dann, was ich eigentlich hatte machen wollen. Ein paar Tage lang war die Angst lähmend. Oft wollte ich mich einfach nur hinlegen und schlafen. Aber mit der Zeit überwand ich die Angst. Gespräche mit Freunden, meiner Familie und allen, die bereit waren, mir zuzuhören, halfen mir dabei. Dasselbe gilt für die Mediziner in meinem Freundes- und Bekanntenkreis, die mich mit ermutigenden Informationshäppchen versorgten.

Wir haben den Ärzten Löcher in den Bauch gefragt, und auch das war hilfreich. Ich habe nicht gefragt, wie meine Chancen stehen, ich will es gar nicht wissen, aus dem einfachen Grund, weil ich glaube, daß niemand es weiß. Den Ärzten ist klar, was ich habe und wie man es behandelt, aber niemand kann sagen, wie die Behandlung anschlagen wird. Keine Statistik der Welt wird ihnen verraten, was mit mir passieren wird, und ich bin dankbar für die Ungewißheit und die Hoffnung, die daraus erwachsen.

Dem National Health Service habe ich viel zu verdanken. Er rettete mir das Leben, als ich zwölf war, und auch diesmal war er für mich da, als ich Hilfe brauchte. Das Personal war ohne Ausnahme hervorragend, es gab zig Momente voller Freundlichkeit und Mitgefühl, die ich nie vergessen werde, aber als Organisation hat mich der NHS sehr enttäuscht. Ich brauchte dringend eine Strahlentherapie, und der früheste Termin, den ich vom NHS hätte bekommen können, wäre in sechs Wochen gewesen. Weil ich durch meinen Arbeitgeber krankenversichert bin, habe ich das große Glück, schon weniger als zwei Wochen nach der Diagnose eine auf privater Basis arrangierte Behandlung zu beginnen. Es gibt jedes Jahr Tausende solcher Fälle in diesem Land; nur den wenigsten dürfte diese Option offenstehen.

Ich habe wirklich großes Glück, und die Ausgangslage für das, was mir jetzt bevorsteht, könnte nicht besser sein. Ich bin entschlossen, den Tumor zu besiegen und meine kleine Tochter größer werden zu sehen.

Donnerstag, 19. September 2002

Das Geräusch des Strahlentherapiegeräts ist das beste.

Ich war jetzt viermal dort und finde es jedesmal inspirierend. Unmittelbar nachdem die Techniker den Raum verlassen haben, um hinter ihren Wandschirm zu verschwinden, geht es los und dauert ungefähr eine halbe Minute. Es ist eine mächtige Mischung aus einem Ticken und einem leisen Rauschen, und ich bin ganz sicher, daß es mir unglaublich guttut.

Ein Freund meinte, ich sollte mir vorstellen, wie der Tumor schmilzt, während ich bestrahlt werde, und so versuche ich, vor meinem inneren Auge einen Film ablaufen zu lassen, den ich einmal gesehen habe und in dem gezeigt wurde, wie der Körper Zellen los wird, die er nicht mehr braucht. Ich sehe, wie die Strahlen meine schnörkeligen Tumorzellen treffen, ihre DNA zertrümmern und sie zwingen, ihren Übernahmeversuch in meinem Kopf aufzugeben. Ich glaube, es funktioniert. Weitere sechsundzwanzig Sitzungen liegen noch vor mir.

Die ganze Angelegenheit ist völlig schmerzlos und dauert vom Betreten des Krankenhauses bis ich wieder gehe ungefähr fünfundzwanzig Minuten, außer an den Tagen, an denen ich mit dem Arzt und dem Pflegepersonal sprechen muß. Eine nach meinem Kopf geformte Plastikmaske sorgt dafür, daß ich jedesmal in der richtigen Position auf einer Metallbahre liege. Die Techniker stellen das starke Bestrahlungsgerät ein und feuern dann zwei Ladungen von jeweils einer halben Minute ab, eine von der Seite und eine von hinten. Jede zielt auf den Quadranten meines Kopfes, in dem der Tumor schlummert.

Mein Arzt sagt, wir würden erst ein oder zwei Monate nach Ende der Strahlentherapie, vielleicht im Dezember, wissen, wie gut sie angeschlagen hat. Erst dann würden wir den Tumor scannen und sehen können, wie groß er inzwischen ist, da er vermutlich erst einmal anschwellen und vernarben würde. Da er zu einer gefährlicheren Sorte gehört, werde ich eine Chemotherapie – eine medikamentöse Behandlung, bei der das, was von dem Tumor noch übrig ist, vergiftet wird – anschließen, bevor irgendwelche Ergebnisse der ersten Runde vorliegen. Mein Arzt ist zuversichtlich, daß ich mit den Nebenwirkungen fertig werde.

Das wunderbare ist, daß ich mich jetzt so fit fühle. Ich bekomme Steroide, um möglichen Schwellungen im Umfeld des Tumors entgegenzuwirken, und seit ich sie nehme, habe ich überhaupt kein Kopfweh oder sonstige Schmerzen mehr. Sie steigern auch meine Energie und meinen Appetit, scheinen mich allerdings auch ein bißchen hyperaktiv zu machen. Im Laufe der Zeit werde ich wohl allmählich Haare verlieren und mich müder fühlen, aber man hat mir gesagt, die Behandlung von Hirntumoren sei in der Regel weniger belastend als die von Tumoren irgendwo anders im Körper.

Das Gewebe eines gesunden erwachsenen Gehirns wächst nicht mehr. Strahlen- wie auch Chemotherapie bekämpfen den Krebs dadurch, daß sie Zellen zerstören, die wachsen, vor allem solche, die schnell wachsen. So wird mit etwas Glück der Tumor kaputtgemacht, und die Teile meines Gehirns, die gesund sind, bleiben es auch weiterhin.

Je mehr ich über die Behandlung erfahre, um so weniger Angst habe ich. Die Angst ist bei mir auch den Gedanken an all die Dinge gewichen, die wir organisieren müssen. Die Behandlung könnte meine Fruchtbarkeit beeinträchtigen, deshalb habe ich beschlossen, Samen in einer Samenbank zu deponieren. Bisher habe ich kein Testament geschrieben, das muß ich also auch machen. Und dann möchte ich mich unbedingt ins nationale Register für Organspenden und medizinische Forschung eintragen lassen. Womöglich stehen mir noch mehr chirurgische Eingriffe bevor, und die sind nicht ohne Risiko. Und schließlich habe ich mir noch einen neuen Drucker für unseren Computer gegönnt.

Ich glaube, für die mir nahestehenden Menschen ist es schwieriger als für mich. Ich werde geliebt, umsorgt und bekomme eine ausgezeichnete Behandlung. Ich brauche keine Entscheidungen zu treffen und habe nichts anderes zu tun, als zu erledigen, was gerade ansteht, und es mir gutgehen zu lassen.

Als ich vor vier Jahren hierherzog, habe ich mich in die Stadt, in der ich lebe, verliebt, und in den vergangenen zwei Wochen hatten meine Lebensgefährtin und ich ein bißchen Zeit, sie zu genießen und Dinge zu tun, zu denen wir sonst nicht gekommen wären.

Allen, die mir in der vergangenen Woche per E-Mail Ermutigung und Anregungen geschickt haben, bin ich zutiefst dankbar. Die Wärme und der Optimismus waren überwältigend, und ich möchte zusammen mit meinen Kolleginnen und Kollegen dafür sorgen, daß ich nicht der einzige bleibe, dem all diese guten Ratschläge nützen.

Auch der britischen Finanzbehörde bin ich dankbar, denn sie schickte mir diese Woche ein Schreiben mit der Aufforderung, meine Einkommensschätzung für die Steuer 2003/2004 abzugeben. Damit war die Woche für mich gerettet. Morgen muß ich zurückschreiben.

Dienstag, 1. Oktober 2002

Gerade habe ich meine zehnte Bestrahlung bekommen; zwanzig liegen noch vor mir. Ich muß eine transparente Plastikmaske tragen, die meinen Kopf in einer bestimmten Position hält, damit die Techniker den Strahl genau ausrichten können. Sie ist nicht unbequem, und ich brauche sie nur ungefähr fünf Minuten anzuhaben. Ich hoffe, ich kann sie behalten, wenn ich die Therapie hinter mir habe.

Diese Woche habe ich mich einmal auf die medizinischen Seiten im Internet gewagt und mir einen ordentlichen Schrecken eingehandelt. Seitdem denke ich sehr intensiv darüber nach, wieviel ich eigentlich über meinen Tumor wissen will. Hellwach, wie ich es manchmal von den Steroiden bin, die ich nehmen muß, surfte ich also um vier Uhr morgens im Netz. Dabei stieß ich auf eine Seite, auf der ein Patient, der seiner eigenen Aussage nach den gleichen Tumor hat wie ich, einen Arzt fragte, wie viele Leute mit unserem Leiden drei Jahre nach der Diagnose noch am Leben seien.

»Keiner«, habe die Antwort gelautet.

Ich weiß nicht, ob an dem, was er sagt, etwas Wahres dran ist, aber natürlich hat es mich erschreckt. Bis jetzt bin ich davon ausgegangen, daß meine Chancen, so schlecht sie rein statistisch gesehen auch sein mögen, nicht bei null liegen und es sich deshalb auf jeden Fall lohnt zu kämpfen. Nicht nur für einen relativ langsamen und schmerzfreien Krankheitsverlauf, sondern vielleicht sogar für eine komplette Remission. Ich beschloß, nicht zu glauben, was ich gelesen hatte.

Es war eine Begebenheit unter vielen, und auf jede Horrorgeschichte, die ich gehört habe, kommen zehn Geschichten von Leuten, die die Diagnose um Jahre oder sogar Jahrzehnte überlebt haben. Ich bin ohnehin skeptisch, wenn ich höre, daß jemandem »noch ein paar Monate bleiben«.

Eine derartige Vorhersage erscheint mir so unmöglich, daß ich mir nicht vorstellen kann, daß irgendwelche Ärzte sich festlegen, außer wenn ein Patient wirklich darauf beharrt.

Ich habe beschlossen, medizinische Websites erst einmal zu meiden. Im Moment bin ich fit und gesund und seltsamerweise sehr glücklich, und deswegen werde ich sie einfach ignorieren. Es ist wunderbar, daß so viel Wissen zur Verfügung steht und daß Patienten so gut informiert sein können, wie sie wollen. Es ist jedoch sehr schwierig, diese Informationen zu filtern. Man kann nicht lossurfen und hoffen, nur Ermutigendes zu finden. Außer Einzelheiten über Therapien, Diäten und klinische Studien findet man dort auch kalte, nüchterne Informationen darüber, wie viele Menschen sterben und wie sie sterben. Ein Link führt zum nächsten, und man kann sich leicht selbst Angst einjagen.

Ich genieße den großen Luxus, daß meine Lebensgefährtin als Biologin in der Krebsforschung tätig ist. Für sie war es ein unglaublicher Schock, daß ihr Beruf plötzlich auf so grausige Weise persönlich wurde, aber ihr Wissen und ihre Kontakte sind unter den gegebenen Umständen sehr hilfreich für mich. Ihr fällt die wenig beneidenswerte Aufgabe zu, Informationen über Behandlungsmethoden zu sichten und mir nur das Positive davon weiterzugeben, wofür ich ihr sehr dankbar bin.

Das entscheidende ist unserer Meinung nach, daß es vieles gibt, was wir und die Ärzte über meinen Tumor noch gar nicht wissen. Mit der Zeit werden wir erfahren, wie schwierig es ist, ihn zu zerstören, aber eben erst mit der Zeit. Es gibt noch eine Menge Dinge, mit denen wir uns bis dahin beschäftigen müssen.

Was ich noch im Internet gelesen habe, ist, daß die Art, wie ich die Therapie geradezu genieße, nicht ungewöhnlich ist. Viele andere Patienten bekommen auch regelrecht Auftrieb dadurch, daß sie eine Behandlung beginnen, und es passiert nicht selten, daß man am Ende der Strahlentherapie so etwas wie ein emotionales Tief verspürt, einfach weil es ein Schock ist, nichts mehr zu tun und nur zu warten, was passiert, nachdem man wochenlang Mittelpunkt so intensiver Fürsorge und Aufmerksamkeit war. Ich weiß, daß ich Ende nächsten Monats meine täglichen Ausflüge vermissen werde, selbst wenn ich bis dahin, als Folge von ihnen, müde und auf dem Kopf gelichtet sein werde.

Bisher habe ich von dem ganzen Krebs nur eine größere Nebenwirkung verspürt, und die war finanzieller Art. Jeder, der mich kennt, weiß von meiner Vorliebe für technische Spielereien, insbesondere jede Art von Spielerei, die mit anderen Spielereien verbunden werden kann und zu nichts Nützlichem gedacht, aber schwer zu konfigurieren ist. Satellitennavigationsempfänger mit alten Laptops, auf denen obskure Betriebssysteme laufen, und gleichzeitig mit einem PDA (Personal Digital Assistant) zu verbinden, das ist meine Vorstellung von einem Freizeitparadies.

Allerdings gibt es eine natürliche Grenze für die sinnlose Anschaffung solcher Spielereien, nämlich die Tatsache, daß ständig etwas Neues herauskommt und es in der Regel besser ist, drei Monate zu warten und das nächste Modell zu kaufen oder dieses Modell, wenn es nicht mehr so horrend teuer ist, oder die zweite Generation davon mit Treibern, die tatsächlich funktionieren.

Einen Hirntumor diagnostiziert zu bekommen wirft diese Einschränkung völlig über den Haufen. Frohlocket, Online-Händler dieser Welt!

From: Simon Lawrence, Großbritannien
Ich hatte vor drei Jahren Hodenkrebs – von dem ich jetzt völlig geheilt bin. Was Sie über die Strahlentherapie schreiben, kann ich aber gut nachvollziehen. Ich hatte fünfzehn Sitzungen, jede mit zwei

Dosen à dreißig Sekunden. Ich fand es witzig, zu beobachten, wie die Krankenschwestern aus dem Raum huschten, um sich zu verstecken, und dann dieses Klicken zu hören, gefolgt von einem leisen Summen. Ich wünsche Ihnen alles Gute, passen Sie auf sich auf.

From: David, England
Ich bin jetzt dreißig, und bei mir wurden vor ungefähr sechs Jahren bösartige Tumoren diagnostiziert. Im Verlauf eines Jahres hatte ich eine Reihe von Operationen und bekam dann ein Jahr lang Chemotherapie. Zu der Zeit räumte man mir eine fünfzigprozentige Überlebenschance ein. Jetzt bin ich kerngesund, gehe allerdings immer noch einmal jährlich zur Untersuchung. Bewahren Sie sich eine positive Einstellung, ich habe viel im Internet über Krebs recherchiert, und wie es scheint, haben diejenigen, die mit einer positiven Einstellung an den Kampf gegen diese üble Krankheit herangehen, viel größere Chancen, sie zu besiegen, als diejenigen, die deprimiert und niedergeschlagen sind.

From: M Brimacombe, Devon, Großbritannien
Wie gut, daß Du den Mut hast, den Menschen davon zu erzählen, und Dich nicht im Schatten herumdrückst. Das gibt allen Hoffnung.

From: Marc, Südafrika
Bei mir wurde ein gutartiger Tumor von der Größe einer Billardkugel im Hals diagnostiziert und erst vor ein paar Tagen entfernt. Die Fäden sind noch nicht gezogen, und ich werde die nächsten paar Monate nicht richtig sprechen können. Für mich geht es im Leben aber nicht um Bestimmung; es geht darum, die kleinen Dinge zu würdigen und sich an ihnen zu erfreuen. Feiern Sie mit denen, die Ihnen nahestehen, die Schönheit der Menschlichkeit, und denken Sie daran, daß das Leben herrlich ist.

2 Meinen Tumor verstehen

Donnerstag, 3. Oktober 2002

Am Samstag fiel mir fast auf einmal ein großes Büschel Haare aus. Wir gingen hinaus in den Garten und rasierten mir den Rest ab, um eine gewisse Gleichmäßigkeit zu wahren. Ich war froh. Es fühlte sich an, als ob irgend etwas passierte. Die Strahlen müssen dem Tumor höllisch zusetzen.

Statt mir beunruhigende Homepages anzuschauen, habe ich etwas darüber gelesen, wie Krebs anfängt. Manche Arten von Krebs liegen in der Familie, aber ich habe – um meiner Tochter willen – mit Freude festgestellt, daß das bei Tumoren wie meinem nicht der Fall ist.

Sie treten häufiger bei Männern als bei Frauen und eher bei Leuten auf, die älter sind als ich, aber das ist so ungefähr alles, was man weiß. Zig Leute haben gefragt, ob ich glaube, daß ich den Tumor bekommen habe, weil ich oft auf dem Handy telefoniere. Ich muß sagen, daß ich das zum jetzigen Zeitpunkt nicht glaube. Die Beweise, die es bislang dafür gibt, sind nicht zwingend, und ich finde, daß mein Tumor so oder so am falschen Platz sitzt.

Tatsächlich weiß bisher niemand ganz genau, was einen Krebs wie meinen verursacht. Allerdings wissen Forscher mittlerweile eine Menge darüber, wie Krebs im Körper entsteht, und sie entdecken täglich etwas Neues. Vor zwei Jahren habe ich ein Buch mit dem Titel *One Renegade Cell* von Robert Weinberg, einem Pionier der Krebsforschung, gelesen. Es hat mir die Augen dafür geöffnet, auf welch wunderbare Weise sich der menschliche Körper krebsfrei hält – bei den meisten Menschen jedenfalls.

Krebs ist beängstigend, verliert aber an Schrecken, je mehr man darüber weiß. Der menschliche Körper muß von Zeit zu Zeit Zellen ersetzen. So wächst bei uns zum Beispiel ständig neue Haut, und wenn wir älter werden, muß der Körper überall Gewebe ersetzen. Wenn Körperzellen sich vervielfältigen, damit neue entstehen, verwenden sie Informationen, die in ihrer DNS enthalten sind. In einem gesunden Körper schaffen sie so viele Zellen, wie notwendig sind, und dann hören sie auf. Krebs dagegen entsteht, wenn dieser Vorgang außer Kontrolle gerät und das Zellwachstum nicht mehr zu stoppen ist.

Mein Hirntumor ist kein fremder Eindringling, der einen Namen braucht, damit man ihn verfluchen und vertreiben kann. Er ist einfach ein Klumpen von Zellen, die sich geirrt haben und nicht mehr wissen, wie man aufhört zu wachsen. Ich hoffe, daß die hohen Strahlendosen, die die Zellen zur Zeit verpaßt bekommen, ihrem Gedächtnis auf die Sprünge helfen.

Es ist beruhigend zu wissen, über wie viele Sicherheitsmechanismen der Körper verfügt, um sich vor Krebs zu schützen. Die DNS einer Zelle kann leicht zerstört werden. Bei der Entstehung neuer Zellen wird die DNS der Mutterzelle manchmal falsch kopiert; außerdem können chemische Stoffe wie etwa im Tabakrauch oder auch Strahlenbelastung die DNS beschädigen.

So etwas passiert andauernd, aber der Körper ist gewieft darin, beschädigte Zellen auszumachen und zu zerstören, bevor sie überhaupt die Möglichkeit haben, sich zu teilen und Kopien ihrer falschen Information weiterzugeben. Nur selten im Leben eines Menschen überlebt eine beschädigte Zelle und fängt an, Kopien von sich anzufertigen. Aber selbst dann gibt es Schutzmechanismen, die dafür sorgen, daß solche Zellen sich nicht zu einem Tumor entwickeln.

Im Körper arbeiten bis zu sieben unterschiedliche Mechanismen daran, Schäden zu beheben und uns gesund zu halten. Erst wenn sie alle versagen, bekommt man Krebs. Schon daß ein einziger dieser Mechanismen ausfällt, ist unwahrscheinlich und passiert rein zufällig.

Statistisch gesehen erliegen die meisten von uns, lange bevor all diese Schutzvorrichtungen versagen, irgendeiner anderen Krankheit. Bei Menschen aus Familien, in denen schon mehrfach Krebs aufgetreten ist, sind vielleicht ein oder zwei Sicherheitsmechanismen bereits ausgefallen. Sie haben ein oder zwei mutierte oder fehlerhafte Abwehrgene geerbt. Sie sind jedoch nicht eine Sekunde lang dazu verurteilt, Krebs zu bekommen – sie haben nur ein größeres Risiko als andere Leute.

Krebs schlägt wahllos zu, aber natürlich kann man alles mögliche unternehmen, um das Risiko zu verringern, daß einer der Sicherheitsmechanismen ausfällt. Robert Weinberg macht kein Hehl daraus, was er für den besten Weg hält: Hören Sie auf zu rauchen, oder fangen Sie erst gar nicht an. Tabakrauch enthält einen wirksamen Cocktail aus üblen chemischen Stoffen, von denen jeder problemlos der Auslöser für das Versagen eines oder mehrerer der Abwehrgene sein kann.

Ach ja, und schützen Sie sich vor der Sonne.

3 Zeitdruck

Mittwoch, 16. Oktober 2002

Heute habe ich von meinem Arzt etwas gehört, wovon ich bereits überzeugt war. Er sagte mir, ich hätte durchaus eine Chance, den Tumor zu besiegen. Ein anderer Mediziner, ein Freund, sagte mir vor ein paar Tagen das gleiche. Ich bin erleichtert. Ich habe mich nicht getraut zu fragen, ob meine Behandlung den Tumor wirklich zerstören oder nur sein Wachstum verlangsamen und mein Lebensende so lang wie möglich hinausschieben kann. Mir ist egal, wie groß oder klein die Chance auf einen kompletten Rückgang des Geschwürs ist. Es ist meine Chance, und ich werde sie ergreifen.

Heute habe ich von einer der Radiologieassistentinnen mehr über meine Strahlentherapie erfahren. Den Winkel zu berechnen, in dem die Strahlenbündel auf meinen Kopf gerichtet werden sollten, war eine komplizierte Angelegenheit. Die Radiologieassistentinnen haben aber hervorragende Arbeit geleistet. Um sein Wachstum zu unterbrechen, nehmen zwei Strahlenbündel den Tumor gezielt unter Beschuß. Sie sind so sorgfältig ausgerichtet, daß sie an lebenswichtigen Regionen meines Hirnstamms vorbeigehen.

Auf dem Behandlungsformular gibt es zwei Kästchen, in denen der Arzt die Art der Strahlentherapie angeben muß. Neben dem einen steht »kurativ«, neben dem anderen »palliativ«. Ich stellte hocherfreut fest, daß auf meinem Formular »kurativ« angekreuzt war.

Die Strahlendosis ist sehr hoch. Meine gesunden, nicht vom Krebs befallenen Hirnzellen müßten sie eigentlich verkraften und sich am Ende wieder normalisieren, aber wir hoffen, daß die Tumorzellen dem Angriff nicht standhalten und dahinschwinden, so wie meine Haare es getan haben. Auf meinem Kopf fallen sie jetzt überall aus. Auf der linken Seite und hinten, wo die Strahlen in meinen Kopf eintreten, sind sie letzte Woche ausgegangen. Jetzt fallen sie auch rechts aus und dort, wo die beiden Strahlenbündel meinen Kopf verlassen. Ich habe noch Ränder aus Stoppeln, nicht viel mehr.

Angesichts der Tatsache, daß alle so gut für mich sorgen, mußte ich mir überlegen, was ich selbst tun kann, um den Prozeß zu unterstützen. Eine positive Einstellung zu behalten, was allgemein als beste Medizin gilt, fällt mir nicht sonderlich schwer, über all die anderen Heilmittel muß ich allerdings angestrengt nachdenken.

Ich habe Dutzende Ratschläge von Freunden, Familienangehörigen und Leuten bekommen, die dieses Tagebuch gelesen haben. Manche waren ziemlich ausgefallen wie der von jemandem, der täglich löffelweise Currypulver in einem Glas Wasser auflöste und mit dem Ergebnis trank, daß der Tumor seinen Körper von selbst verließ. Ich bin ja ein großer Curryfan, aber ich kann mir beim besten Willen nicht vorstellen, wie mir der Tumor den Hals hinunter oder aus der Nase kriecht. Viele der Ratschläge aber scheinen mir sinnvoll zu sein. Ich habe versucht, mir eine vernünftige Diät zusammenzustellen, indem ich rotes Fleisch, Milchprodukte, Süßspeisen und meine geliebten Schweinefleischpasteten drastisch reduziert habe.

Statt dessen esse ich kiloweise antioxidatives Obst und Gemüse – Äpfel, Tomaten, Brokkoli und Bohnen. Fisch ist an die Stelle von Steak und Gehacktem getreten. Ich weiß nicht genau, ob eine Ernährungsumstellung viel bewirken wird, aber sie war weniger schlimm, als ich erwartet hatte. Viele Leute meinten, verschiedene Formen von Visualisierung würden mir helfen, den Krebs zu besiegen. Meine Mutter ist eine überzeugte Anhängerin von solchen Dingen, und sie hat mir beigebracht, mir vorzustellen, wie der Tumor unter der Bestrahlung schmilzt. Jetzt habe ich jedesmal, wenn ich unter das Gerät gehe, ein farbenprächtiges Bild vor meinem geistigen Auge, auf dem man sieht, wie der Krebs in den letzten Zügen liegt. Andere Leute haben mir geraten, es einmal mit Entspannungstechniken zu versuchen, und selbst darin kann ich einen Sinn erkennen. Wenn man Krebs hat, will man unbedingt alles mögliche erledigen. Ich selbst verfalle leicht in eine hektische Betriebsamkeit, die für mich nicht gut sein kann und mit der zu leben wirklich nicht einfach ist. Ich habe noch nichts gefunden, aber ich denke, Tai Chi oder Yoga könnten diesbezüglich hilfreich sein.

Ich hoffe, die Zellen in meinem Tumor fangen jetzt an abzusterben. Wenn sie das tun, hat mein Körper die Aufgabe, sie loszuwerden. Deshalb muß ich meinen Nieren und meiner Leber das Leben so einfach wie möglich machen. Ich schütte täglich zwei Liter Wasser hinunter, versuche, häufiger zu Fuß zu gehen, um meinen Stoffwechsel anzukurbeln, und bin extrem zurückhaltend mit Alkohol und Kaffee – zwei Dinge, die ich bisher wahrlich genossen habe.

Ich bin selbst überrascht, daß ich für solche Umstellungen so offen bin. Unter normalen Umständen wäre ich skeptischer. Ich will aber alles dafür tun, daß sich die Dinge zu meinen Gunsten entwickeln, und nicht nur passiver Empfänger einer Behandlung sein. Bei Aprikosenkernen ist allerdings Schluß. In vielen Quellen steht, daß sie ein Vitamin enthalten, das Krebs ebenso angreifen soll wie Vitamin C Skorbut. Was mich davon abhält, ist ein medizinischer Forschungsbericht, in dem die Auswirkungen auf eine beträchtliche Anzahl von Patienten beschrieben wurden. Keiner zeigte eine meßbare Besserung, aber ein wesentlicher Prozentsatz von ihnen litt unter toxischen Nebenwirkungen, denn ihre Körper schieden Zyanid aus einem der Bestandteile der Kerne aus.

Momentan hoffe ich, daß ein konventionelleres Gift mir helfen wird. In etwas mehr als einer Woche ist meine Strahlentherapie vorbei, und dann beginnt die Chemotherapie.

Montag, 21. Oktober 2002

Ich bin auf die Zielgerade meiner ersten Behandlungsrunde eingebogen. Mir bleiben zwar nur noch vier Strahlentherapiesitzungen, aber erst in vielen Wochen werde ich erfahren, welche Wirkung die Behandlung gehabt hat. Daß die Chemotherapie erst in knapp drei Wochen anfängt, ist entmutigend.

Die Medikamente, die ich nehmen werde, sind sehr stark, und obwohl mein Arzt mir immer wieder versichert, wie gut ich die Nebenwirkungen vertragen werde, bin ich doch ein bißchen nervös. Bislang habe ich mich hundertprozentig fit gefühlt. Aber jetzt habe ich aufgehört, die Steroide zu nehmen, die Schwellungen im und um das Gehirn herum verhindern sollen.

Eine der vielen Nebenwirkungen von Steroiden ist, daß sie einen normalerweise wach halten. Ohne den Steroidschub machen sich jetzt allmählich die Nebenwirkungen meiner täglichen Strahlendosis bemerkbar. Ich fühle mich tagsüber oft müde und nicke immer wieder mal für fünf

Minuten ein, manchmal auf dem Weg zum Krankenhaus. Daß sich Müdigkeit einstellt, ist kein Grund zur Besorgnis. Wie mein Haarausfall ist sie ein Zeichen dafür, daß etwas passiert. Jetzt, wo meine kahlen Stellen sich alle verbunden haben, sehe ich aus wie eine schlechte Kopie von Ronaldo. Ich bin froh, daß bisher alles so gut gelaufen ist, und werde versuchen, in der Zeit zwischen dem Ende der Strahlentherapie und dem Beginn der Chemo für ein paar Tage wegzufahren.

Zur Zeit nehme ich, abgesehen von dem allmorgendlichen Vitamincocktail, keine Medikamente. Und sich gesund zu ernähren ist längst nicht so schrecklich, wie man es bei einem Mann, dessen Lieblingsgericht aus Steak und Pommes besteht, hätte erwarten können.

Es hat viel Stoff zum Nachdenken gegeben. Plötzlich kann ich die ganzen Nachrichtenmeldungen über die neuesten Fortschritte in der Krebsforschung nicht mehr ignorieren. Es ist schwierig, von Forschungsergebnissen zu hören, die natürlich erfreulich sind, aber nicht unbedingt eine direkte Verbesserung im Sinne von Überlebenschancen von mehreren Jahren bedeuten. Nicht alles, was als »Durchbruch« verkündet wird, fühlt sich auch so an, vor allem wenn man in Wochen und Monaten plant und nicht in Jahren.

Es gibt viele gute Gründe, warum die wissenschaftliche und pharmazeutische Forschung nur langsam voranschreitet, aber wenn Zeit zu einem derart kostbaren Gut wird, ist dieses Tempo nur schwer zu akzeptieren. Jede Woche entwickelt jemand eine Methode zur Verbesserung der Behandlung einer bestimmten Krebsart, und jede Woche verschieben sich die Chancen ein wenig zugunsten der Menschheit und zum Nachteil des Krebses in all seinen Erscheinungsformen. Trotzdem wünschte ich mir natürlich, das Ganze ginge schneller.

Unsere kleine Tochter ist diese Woche neun Monate alt geworden. Zu den zwei Zähnen, die sie schon hatte, sind vier weitere hinzugekommen, und sie hat gelernt, sich hochzuziehen und umherzuwanken, wobei sie sich an allem festhält, was in ihre Reichweite kommt. Ich freue mich riesig darüber, daß sie sich so rasch entwickelt, und bin stolz darauf, daß sie sich so voller Energie und Enthusiasmus auf die Welt einläßt. Über ihre Zukunft nachzudenken ist allerdings das, was mir am schwersten fällt. Trotz meines Optimismus muß ich die Möglichkeit im Kopf behalten, daß der Tumor mich am Ende unterkriegt. Ich bin entschlossen, ihm nicht das Feld zu überlassen, aber hin und wieder muß ich daran denken, daß sie vielleicht ohne mich aufwachsen wird. Das ist das einzige, was mir die Tränen in die Augen treibt. Aber jedem einzelnen Moment, wo das passiert, stehen zehn andere gegenüber, in denen sie und ihre Mutter mir ein breites Grinsen entlokken. Zehn Gelegenheiten, bei denen mir wieder klar wird, wofür ich eigentlich kämpfe.

Die Reaktion auf mein Tagebuch berührt und ermutigt mich, sie erfüllt mich mit Dankbarkeit. Zuspruch und Genesungsberichte aus aller Welt zu erhalten ist ein Privileg, das die wenigsten Krebspatienten genießen. Es ist eine große Kraftquelle. Ich will tun, was in meiner Macht steht, um mich für diese Großzügigkeit mit einem Happy-End zu revanchieren.

From: Steve, Großbritannien
Aus heiterem Himmel hatte ich, im Alter von achtundzwanzig Jahren, einen Anfall, der zur Entdeckung eines Hirntumors führte. Die Strahlentherapie hat nichts gebracht, und als ich mit der Chemotherapie anfing, sagte man mir, ich hätte vermutlich noch drei bis achtzehn Monate zu leben. Mehr als sieben Jahre später bin ich immer noch hier, glücklicher und gesünder als je zuvor.
Für mich war die Müdigkeit das größte Problem – und gleichzeitig das für Außenstehende am schwersten nachvollziehbare. Da »wir

doch alle müde werden«, geht oft einfach unter, daß diese Art von andauernder, lebensverändernder Müdigkeit von einer ganz anderen Dimension ist.

Das Kurzzeitgedächtnis ist ein bißchen problematisch. Ich kann immer noch die Namensliste meiner Schulklasse von vor fünfundzwanzig Jahren aufsagen, vergesse aber häufig, ob ich jemandem, mit dem ich gerade spreche, dieselbe Geschichte schon am Tag zuvor erzählt habe. Deshalb leite ich das meiste, was ich sage, mit »Ich habe es vielleicht schon erwähnt ...« ein. Und beim Sprechen fällt mir manchmal nicht zur richtigen Zeit das richtige Wort ein, was zur Folge hat, daß entweder mitten im Satz peinliche Pausen entstehen oder mein Geist hektisch nach den nächstliegenden Alternativen sucht und dabei in der Regel etwas erwischt, was sich zwar ähnlich anhört, aber eine andere Bedeutung hat statt umgekehrt. Ich habe gelernt, das eher als Ärgernis denn als etwas Besorgniserregendes zu empfinden. Und beim Schreiben bereitet es mir, da ich so langsam tippe, überhaupt keine Probleme!

Die allergrößte Überraschung besteht darin, daß ich mit meiner Situation viel besser zurechtkomme, als ich je erwartet hätte. Am wichtigsten waren dabei gute Freunde. Ein häufig gebrauchtes und wohlmeinendes Adjektiv, das im Laufe der Jahre immer wieder auf mich herabregnete, war »tapfer«. Ich bin nicht tapferer als irgend jemand sonst. Um genau zu sein, bin ich seit jeher dafür bekannt, beim Geräusch einer Autofehlzündung demjenigen, mit dem ich mich gerade unterhalte, in die Arme zu springen – so tapfer bin ich. Es war wirklich keine Sache des Mutes, sondern vielmehr die klare Erkenntnis, daß ich meine begrenzte Zeit nicht einfach vergeuden darf. Das bedeutet gelegentlich, mir »nichts anmerken« zu lassen, aber normalerweise heißt es, einfach weiterzumachen und mein Leben zu leben.

From: Hilary Dibble, Großbritannien

Ich hatte Brustkrebs und befinde mich nun, sechzehn Monate nach Beendigung der Chemo- und der Strahlentherapie, in Remission. Alles, was Sie schreiben, kann ich nachvollziehen – und obwohl man uns sagt, positives Denken behebe unsere klinischen Symptome nicht, hat es mir ganz sicher geholfen, die Therapien durchzustehen. Während der gesamten Behandlungsdauer habe ich stundenweise gearbeitet. Außer in der Zeit nach der Chemo, als ich am anfälligsten war, oder wenn es mir so vorkam, als ob mein Gehirn gegen Watte ausgetauscht worden wäre. Jetzt arbeite ich schon wieder sechs Monate Vollzeit – und ich verspreche Ihnen, es wird leichter. Ich drücke Ihnen die Daumen für Ihre Computertomographie im März. Machen Sie bis dahin das Beste aus Ihrem Leben! Ich bin keineswegs davon überzeugt, daß mein Krebs endgültig vorbei ist, und konzentriere mich jetzt viel mehr darauf, mein Leben in vollen Zügen zu genießen.

From: Karen James, Großbritannien
Was Sie schreiben, hilft mir, die Strahlentherapie besser zu verstehen, die meinem Bruder Richard unmittelbar bevorsteht. Seine Diagnose spiegelt die Ihre wider. Ihr Kampfgeist ist ermutigend, geben Sie nicht auf!

From: Alex Newbery, Schottland
Als ich dreiundzwanzig war, wurde bei mir ein inoperabler Hirntumor diagnostiziert, der sich nach unten in den Hirnstamm (das Stück, das sie nicht herausschneiden können) ausbreitete. Man räumte mir eine dreiprozentige Chance ein, eine Operation zu überleben. Nach zwei Operationen im Charing Cross in London bin ich jetzt zweiunddreißig, verheiratet und habe drei Kinder.
Sie haben den Tumor ziemlich verstümmelt. Jetzt wächst er nur noch langsam. Zumindest so langsam, daß sie, wenn er wieder operiert werden muß (wer weiß, vielleicht in zehn Jahren), genug über ihn wissen, um ihn mit einer Art wasserlöslicher Pille zu beseitigen.

4 Zukunftsaussichten

Montag, 28. Oktober 2002

Letzte Woche habe ich mich mit einer Gruppe von Hirntumorpatienten getroffen und ein paar unglaubliche Geschichten gehört. Eine Frau hatte dreißig Jahre lang einen Hirntumor. Es war zwar nicht dieselbe Art wie meiner, aber was sie berichtete, war trotzdem beeindruckend.

Eine andere Frau erzählte von ihrem Ehemann, der seit neun Jahren einen ähnlichen Tumor hat wie ich und bei bester Gesundheit und guter Dinge ist. In derselben Veranstaltung erfuhr ich allerdings auch das, was ich bisher nie wissen wollte – die Überlebensrate für meinen Tumor. Ich will hier nicht ins Detail gehen, nur so viel sei gesagt, es hat mich nicht gerade beflügelt.

Doch man sollte sich einmal klarmachen, was Überlebensraten eigentlich bedeuten. Ärzte gehen oft von mittleren Überlebensspannen aus. Das sind einfache Statistiken, die zeigen, innerhalb welchen Zeitraums die Hälfte der Patienten mit einem bestimmten Leiden sterben. Wenn also die mittlere Überlebensrate für Krebs X ein Jahr beträgt, würde man davon ausgehen, daß fünfzig von hundert Patienten ein Jahr nach Auftreten der ersten Symptome tot sind.

Darüber äußerte sich, wie Leser dieses Tagebuchs mitgeteilt haben, vor vielen Jahren ein wesentlich besserer Autor als ich. Bei Stephen Jay Gould wurde eine seltene Krebsart diagnostiziert, und man sagte ihm, seine mediane Überlebensrate würde acht Monate betragen. Er schrieb *The Median is Not the Message* [dt. Der Median ist nicht die Botschaft] und lebte noch zwanzig Jahre. Was mich angeht, erwähnte bei dem besagten Treffen ein Krankenpfleger einen Patienten, der 1985 seine Diagnose bekommen hatte. Dieser Patient ist immer noch wohlauf.

Ich habe noch viel vor in meinem Leben, muß aber sagen, daß die Erfahrung, den ganzen Tag damit zuzubringen, über meinen Krebs nachzudenken und mich mit ein paar nackten, grausamen Tatsachen auseinanderzusetzen, mich ängstlich und müde gemacht hat.

Ärzte stehen vor einer schwierigen Aufgabe, wenn sie darüber entscheiden, was sie dem einzelnen Patienten sagen und was nicht. Einerseits dürfen sie ihn nicht entmutigen und müssen seinen Lebenswillen erhalten, andererseits haben sie aber vielleicht das Gefühl, daß sie ihm das Recht vorenthalten, Entscheidungen aufgrund umfassender Information zu treffen, wenn sie ihm Genaueres über seinen Zustand verschweigen. Ich möchte nicht in ihrer Haut stecken und genausowenig in der des Oberarztes, der mir meine Diagnose eröffnen mußte.

Auf einen anstrengenden Tag voller Tumorfakten folgte ein Besuch bei den Neurochirurgen, die mich Ende August notoperiert hatten. Sie wollten sehen, wie meine Narbe verheilt war, aber am Ende erfuhr ich mehr, als mir lieb war, über die Schwierigkeit, mit Tumoren wie meinem fertig zu werden. Ich spürte, wie mein Optimismus dahinschwand, und fing an, mir darüber Gedanken zu machen, was ich bislang erfolgreich verdrängt hatte – zum Beispiel darüber, was ich in die Abschiedsbriefe an meine Familie schreiben wollte. Jetzt bin ich froh, daß ich mich mit den harten Fakten und Zahlen auseinandersetzen mußte.

Meine Stimmung wird, wie bei den meisten Leuten, von Müdigkeit und Wetter beeinflußt. Heute ist ein wunderschöner, klarer Herbsttag, und ich bin ausgeruht, zufrieden und zuversichtlich.

Vielleicht bilde ich es mir nur ein, aber ich habe das Gefühl, daß es mir allmählich bessergeht und daß mein Sehvermögen sich zusammen mit meinen anderen Symptomen bessert. Die Neurochirurgen sagen, daß ich das Sehvermögen, das ich auf der rechten Seite verloren habe, selbst bei optimalem Krankheitsverlauf nie wieder zurückgewinnen werde. Ich bin da nicht so sicher.

Der nächste Schritt ist für mich die Chemotherapie, die am 6. November beginnt. Von dem Versuch, meinen Tumor mit starken Röntgenstrahlen zu töten, gehen wir nun zu dem Versuch über, ihn mit starken Medikamenten zu vergiften.

In der Zwischenzeit durchforsten wir die Websites der Billigreiseanbieter.

Donnerstag, 31. Oktober 2002

Das Ende der Strahlentherapie bietet uns die Möglichkeit, ein paar Tage zu verreisen. Gerade sind wir von einem Wochenende in Berlin zurückgekommen, und wenn dieser Eintrag veröffentlicht wird, werden wir, sofern nichts dazwischenkommt, zum ersten Mal in Portugal sein und dort die Südküste erforschen.

Es war herrlich wegzufahren, und die meiste Zeit konnte ich den Tumor völlig vergessen. In den Achtzigern war Berlin zwei Jahre lang meine Heimat, und ich fühlte mich wieder wie früher, begeistert von einem Ort, an dem so viele Spuren der Geschichte offen daliegen.

Meine kleine Tochter sah eine Menge neuer Gesichter, womit sie spielend fertig wurde; wenn jemand sie anlächelte, lachte sie zurück, und auf dem Heimflug bezauberte sie andere Passagiere. Ich hoffe, daß es ihr in Portugal ebenso gut gefällt wie in Deutschland.

Rechtzeitig zu Beginn meiner Chemotherapie am 6. November werden wir wieder zu Hause sein.

Je mehr sich meine Stimmung hebt, um so mehr kann ich längerfristige Pläne in Angriff nehmen. Viele von ihnen sind banal, aber wenn ich noch im Krankenhaus wäre, hätte ich Angst, sie überhaupt in Betracht zu ziehen. Ich liebe das Leben, und ich will mehr davon. Im übrigen behaupten viele Leute, daß, wer an die Zukunft glaubt, sich schon auf dem Weg der Besserung befindet.

Der Glaube ist ein Thema, das immer wieder auftaucht. Menschen aus der ganzen Welt haben mir in E-Mails versichert, daß sie für mich beten, so wie Freunde und meine Familie es getan haben.

Es rührt mich, daß sie es tun, und ich bin ihnen dankbar dafür, obwohl ich selbst nicht religiös bin. Ich bin ohne Religion aufgewachsen, und der einzige Kontakt, den ich mit ihr hatte, war in der Schule, wo ich sie mehr oder weniger als Mittel zur Disziplinierung empfand.

Nicht daß ich die Religion abgelehnt hätte, aber ich habe sie einfach nie richtig kennengelernt. Ein paar sehr gute Freunde von mir sind gläubig, aber mir scheint das so sehr ein Teil der Kultur zu sein, in der sie groß geworden sind, daß es mir merkwürdig vorkäme, wenn ich nun plötzlich ihrem Weg folgen würde.

Ich würde nicht grundsätzlich von mir sagen, daß ich keinen Glauben hätte. Ich glaube felsenfest an das Gute im Menschen. Menschen sind gesellige Wesen, die längst ausgestorben wären, wenn sie nicht füreinander gesorgt hätten. Ihr Drang, die Welt zu verstehen und zu beherrschen, der mir täglich von einem besonders jungen Exemplar dieser Spezies demonstriert wird, hat sie dazu gebracht, Wissenschaft und medizinischen Fortschritt zu entwickeln, die mir überhaupt erst Grund zur Hoffnung geben.

Es gibt ein neues Medikament für meine Krankheit, das sich in den bisherigen Versuchen als vielversprechend erwiesen hat und gerade in das Versuchsstadium drei eintritt, in dem Patienten, die nach dem Zufallsprinzip ausgesucht wurden, entweder das neue Medikament oder ein Placebo verabreicht bekommen. Bis die Ergebnisse dieser Versuche veröffentlicht werden, gehen noch Jahre ins Land, aber das Medikament könnte gerade rechtzeitig zugelassen werden, um mir zu helfen, falls ich wirklich eine Remission erreiche und es dann zu einem Rezidiv kommt.

Die Müdigkeit als Folge der Strahlentherapie macht sich jetzt immer stärker bemerkbar. Früh aufzustehen fiel mir noch nie leicht, aber im Moment ist es ein richtiger Kampf. Ich muß ein- oder zweimal am Tag schlafen, und wenn ich das nicht schaffe, bin ich abends todmüde und ein einsilbiger Gesellschafter. Die Müdigkeit lähmt mich nicht, aber ich kann sie auch nicht komplett ignorieren. Für mich waren die Tage schon immer viel zu kurz, und es ist frustrierend, schlafen zu müssen, wo es so viel zu tun gibt!

Höchste Zeit also, den ersten Punkt auf der Liste in Angriff zu nehmen – Sandeimer und Schaufel besorgen!

From: Marjorie Cliff, USA
Unsere Gebete fliegen aus der High Desert Südkaliforniens zu Ihnen. Als verpflanzter Londoner und Empfänger eines Spenderherzens im Jahr 1994 ist mir vollkommen klar, was eine lebensbedrohende Krankheit für einen Menschen bedeuten kann. Ich habe in den vergangenen acht Jahren mit dem Wunder gelebt, das mir geschenkt wurde, gleichzeitig aber gelernt, jeden Tag so auszukosten, als wäre er der letzte. Mögen Sie ebenso gesegnet sein, wie ich es war, und noch viele Jahre genießen.

From: Doug, Großbritannien
Ich arbeite zuviel, meine Kinder fehlen mir, ich spare für die Rente – und weiß im Grunde überhaupt nicht, wie reich beschenkt ich eigentlich bin! Meine Gebete, meine Energie und mein Wille sind mit Ihnen. Mögen Sie lange leben!

From: Karim Moukaddem, Spanien
Hören Sie nicht auf zu schreiben, selbst wenn Sie vollkommen genesen sind. Wenn alles gut ausgeht *(inshallah)*, würden wir liebend gern auch die glücklicheren Zeiten mit Ihnen teilen. Die Art, wie Sie sich uns allen geöffnet haben, hat uns gezeigt, daß wir tief in unserem Inneren über eine ungeheure Kraft verfügen, allerdings müssen wir sie auch sehen.

From: Cathy, USA
Als Krankenschwester habe ich die Erfahrung gemacht, daß eine positive Einstellung Gutes bei den Patienten bewirken kann. Von unermeßlichem Wert ist es auch, wenn Sie mit Gott vertraut sind und einen tiefen Glauben haben. Damit erfahren Sie nicht nur Trost und Beruhigung im Jetzt, sondern brauchen sich auch um die Zukunft nicht zu sorgen. Verschaffen Sie sich genügend Ruhe, essen Sie gut, und Gott möge seine Hand über Sie halten.

From: Stanislas Hutten Czapski, Großbritannien
Ich vergesse immer wieder, wie glücklich ich mich schätzen kann, eine gesunde Familie zu haben. Und dann mache ich das Leben unnötig kompliziert. Ich hoffe, Ihnen mit positiven Gedanken zu helfen – seien Sie gewiß, Sie haben mir bereits geholfen. Ich habe drei Tage, nachdem ich Ihr Tagebuch gelesen hatte, mit dem Rauchen aufgehört.

5 Innerer Kampf

Donnerstag, 7. November 2002

Vier weiße Kapseln, jede mit einem schicken blauen Doppelstreifen versehen, haben sich nun zu den Vitaminen und Anti-Epilepsie-Tabletten auf meinem täglichen Speiseplan gesellt. Diese hochwirksamen Zytostatika sollen Krebszellen den Garaus machen, die bei der Strahlentherapie übriggeblieben sind. Dazu kommen noch zwei winzige weiße Pillen, eine dreieckige und eine runde, die verhindern sollen, daß mir von der Chemotherapie schlecht wird.

Bis jetzt sind noch keine Nebenwirkungen aufgetreten, allerdings liegt die Einnahme auch erst vier Stunden zurück. Als Folge der Strahlentherapie bin ich immer noch müde und spüre diesen merkwürdigen, leicht stechenden Kopfschmerz, der ausreicht, um mir Sorgen zu machen, aber mehr auch nicht.

Geplant ist, daß ich die Zytostatika fünf Tage lang einnehme und dann dreiundzwanzig Tage Pause mache, bevor die nächste Runde beginnt. Insgesamt wird es vier Zyklen geben. Diese Medikamente sind wahnsinnig teuer, und ich bin glücklich, sie zu haben.

Ich war beim Arzt, und er sagte, wir würden erst nächstes Jahr eine weitere Kernspintomographie machen, um zu sehen, wie der Tumor auf die Behandlung reagiert hat. Ich weiß, daß die Zeit bis zu dieser Untersuchung nervenaufreibend sein wird, und bin heilfroh, daß sie noch nicht unmittelbar bevorsteht.

Es hat mich beruhigt, den Arzt und das übrige Krankenhauspersonal mit ihrer so ansteckend positiven Art wiederzusehen. Und trotz der schönen Zeit, die ich mit meiner Familie im Süden verbracht hatte, tat es gut, wieder zu Hause zu sein, als wir am Dienstag ankamen. Auf dieser letzten Reise hatte ich ein bißchen zuviel Zeit zum Nachdenken und landete letztlich wieder am gleichen Punkt: dem inneren Kampf um eine positive Einstellung. Das war bisher wirklich das Schwierigste.

Manchmal klappt es, wenn ich versuche, mir die langfristige Zukunft vorzustellen, manchmal aber sehe ich am Ende nichts als all die Hürden, die noch zu überwinden sind. Ein wirksames Heilmittel gegen Schwermut besteht darin, sich auf die Sorgen und Probleme anderer zu konzentrieren. Das ist jedoch leichter gesagt als getan. Verliert man sich einmal in düsteren Gedanken, tauchen bald schon Diagramme, Kurven und niederdrückende Bilder vor einem auf.

Ich habe wirklich Glück gehabt. Andere Leute mit Hirntumoren haben mit Anfällen zu kämpfen, die mir bisher erspart geblieben sind. Je nach Lage des Tumors können verschiedene Funktionen ausfallen. Mein Tumor liegt in dem Bereich, der für das Sehvermögen zuständig ist, so daß ich wirklich Schwierigkeiten habe, irgend etwas rechts von dem Punkt zu sehen, den ich mit dem Blick fixiere. Das ist lästig, mehr aber auch nicht. Vor diesem Bereich liegen allerdings diejenigen, die für Motorik und Sprache verantwortlich sind. Schädigungen in diesen Bereichen hätten weitaus größere Probleme zur Folge.

Nach Hause zu kommen und meine E-Mails zu lesen hat mich sichtlich aufgemuntert. Normalerweise lese ich sie während der Woche, aber diesmal hatte ich sechs Tage Internet-Entzug hinter mir und fand in meinem Posteingang unzählige Zeichen der Verbundenheit. Sie und die beruhigenden Worte des Arztes haben bewirkt, daß ich mich auf die kommenden Wochen freue. Ich hoffe, beim nächsten Mal von einer Woche ohne Störungen und Komplikationen berichten zu können, von einer Woche, in der ich ein paar neue technische Spielereien ausprobiert habe.

Donnerstag, 14. November 2002

Ich komme mir vor, als hätte ich die Woche wie ein brüllender Löwe mit weit aufgerissenen Kiefern verbracht, nur mit dem Unterschied, daß mein Brüllen ein Gähnen war. Das bißchen Übelkeit, das die Chemotherapie mir bescherte, wurde schnell mit Hilfe von Tabletten unter Kontrolle gebracht. Die Müdigkeit dagegen war gnadenlos. Ich mußte mich heftig anstrengen, vor zwölf aufzustehen, nur um am späten Nachmittag schon wieder einzuschlafen. Abends ging es mir dann besser, und ich konnte bis zu einer normalen Schlafenszeit aufbleiben.

Mein Appetit ist nicht gänzlich verschwunden, aber deutlich kleiner. Ich muß kämpfen, um zwei Scheiben Toast und einen Apfel als spätes Frühstück hinunterzubringen, und danach habe ich erst abends wieder Lust zu essen. Ich nehme ab, aber andererseits habe ich bei einem Gewicht von ungefähr hundert Kilo noch einige Reserven. Etwa acht Kilo habe ich insgesamt verloren, das meiste davon sicherlich durch die Diät.

Es ist frustrierend, so nutzlos zu Hause herumzuhängen. Hausarbeit war ohnehin nie meine Stärke, wie alle bezeugen werden, die jemals eine Wohnung mit mir geteilt haben. Aber während der vergangenen Woche habe ich es fast nicht geschafft, mein eigenes Körpergewicht zu tragen. Am Sonntag bin ich mit der Einnahme der Zytostatika fertig, dann werde ich langsam wieder aus dem Tunnel der Müdigkeit herauskommen.

Morgens aufzustehen fällt mir inzwischen leichter, und ich habe nicht mehr das Bedürfnis, gleich wieder ins Bett zu gehen, kaum daß ich mich zum Frühstück hingesetzt habe. Außerdem bin ich zuversichtlich, daß die Medikamente, wenn sie schon so stark sind, auch irgendeine Wirkung auf den Tumor haben. Und daß ich mit jeder Form von Behandlung, die ich in Zukunft noch brauche, zurechtkommen werde. Wenn ich jedoch über so lange Zeit so extrem müde bin, werde ich schwermütig, und Sorgen quälen mich.

Ich bin beunruhigt, weil wir das As unter den tumorvernichtenden Karten, die Strahlentherapie, schon ausgespielt haben. Ich habe meinen Arzt gefragt, ob er nicht noch einmal eine Strahlentherapie ansetzen könnte, falls der Tumor nicht weggeht. Darauf gab er mir eine klare Antwort: Mein Gehirn würde eine so aggressive Strahlendosis kein zweites Mal überstehen.

In ferner Zukunft, jenseits des Zeithorizonts, mit dem ich im Moment umgehe, könnte ich eine zusätzliche Strahlendosis bekommen. Wenn aber der Tumor schon früher zurückkommt, muß der Kampf wohl mit einer weiteren Chemotherapie und/oder einem chirurgischen Eingriff ausgetragen werden.

Eine leichte Panik befiel mich außerdem wegen einer Schwellung, die ich schon seit einem Jahr an der Fußsohle habe. Ich mußte plötzlich an eine inzwischen vollkommen genesene Freundin denken, bei der der Krebs mit ähnlichen Schwellungen, allerdings am Hals, begonnen hatte. Ich fragte mich besorgt, ob ich da etwas hatte schleifen lassen, worum ich mich schon vor Monaten hätte kümmern müssen.

Meinen Arzt beeindruckte das jedoch gar nicht. Und wie er selbst es ausdrückte, »ist ein unbeeindruckter Onkologe eine gute Nachricht für Sie«.

Er meinte, die Schwellung sei vermutlich nur eine vergrößerte Sehne.

Meine Aufgabe besteht nun darin, mich auszuruhen und so gut wie möglich auf mein Immunsystem zu achten, das von der Chemotherapie ziemlich in Mitleidenschaft gezogen werden könnte. Dabei ermutigt mich die Tatsache, daß um mich herum alle husten und niesen und über ihre Herbsterkältung klagen, während ich noch nichts davon spüre. Vielleicht tun mir ja die ganzen Vitamine und das gesunde Essen tatsächlich gut.

Donnerstag, 21. November 2002

Irgendwie ist es mir gelungen, meiner Krankheit eine Woche zu stehlen. Die letzten paar Tage bin ich mit normalen Gedanken aufgewacht und habe die Zeit mit relativ normalen Dingen verbracht. Ich weiß nicht, wie ich es geschafft habe, aber es war herrlich. Mir kommt es so vor, als ob jemand die letzten drei Monate meinen Brustkorb zusammengedrückt und jetzt plötzlich losgelassen hätte. Hoffentlich bleibt das eine Weile so.

Die Müdigkeit von der Chemotherapie scheint vollkommen verschwunden zu sein, obwohl ich mir dessen jetzt, wo ich mit meiner Erkältung im Bett liege, gar nicht so sicher sein kann.

Ich weiß, daß ich meinen Zustand nicht völlig ignorieren kann, aber das Experiment, es dennoch zu tun, hat eine Woche lang wirklich gut funktioniert. Es ist schwierig, die richtige Balance zu finden. Das Leben ist um so vieles leichter, wenn ich einfach so tue, als wäre mit mir alles in Ordnung.

»Leb dein eigenes Leben, nicht das des Tumors«, schrieb ein Hirntumorpatient in der Zeitschrift einer Selbsthilfegruppe, die ich vor kurzem las, und ich dachte: »Was für eine großartige Idee!« Gleichzeitig möchte ich aber immer noch mehr über diese Krankheit und natürlich über experimentelle Behandlungsmethoden herausfinden. Es wäre schrecklich, irgend etwas zu verpassen, was eine entscheidende Veränderung bewirken könnte, nur weil ich nichts davon gewußt habe.

Ich fürchte, daß diese ganze Selbsttäuschung irgendwann auf mich zurückfallen wird und daß der Versuch, diese ganze Geschichte einfach zu ignorieren, irgendwie falsch ist. Dem Thema Krebs allzulang aus dem Weg zu gehen ist völlig unmöglich.

Unmittelbar nachdem ich mir nachmittags in der Stadt eine – natürlich vegetarische – Pizza hatte schmecken lassen, lief ich einer Gruppe junger Leute in die Arme, die professionell Straßensammlungen durchführen und an deren schicken Überwürfen die karitative Organisation zu erkennen ist, für die sie gerade arbeiten. In dieser Woche sammelten sie für eine gemeinnützige Krebsforschungseinrichtung.

Ich glaubte mich vor diesem Thema sicher, als ich nach Hause kam und es mir gemütlich machte, um mit dem neuen Roman von Zadie Smith anzufangen. Schon im Prolog wurde bei einer der Hauptfiguren ein Hirntumor diagnostiziert. Vielleicht ist es okay, den Tumor, sooft ich kann, zu vergessen, denn es gibt sowieso genug Dinge, die ihn mir wieder ins Gedächtnis rufen.

Aus Gründen, die bis zum nächsten Tagebucheintrag warten müssen, hatten wir ungewöhnlich viel zu tun. Aber mir ist es endlich gelungen, einen Tai-Chi-Lehrer zu finden. Ich freue mich darauf, Anfang Dezember mit dem Unterricht zu beginnen.

Die Diät läuft gut, und angesichts der Tatsache, daß ich

im Moment äußerst zuversichtlich bin, werden die Übungen vielleicht zur Stabilisierung meiner Psyche und zu mehr Ausgeglichenheit für die nächste Runde der Chemotherapie beitragen. Trotz der Erkältung fühle ich mich voller Leben und möchte, daß das auch so bleibt.

From: Nick, Großbritannien
Ich habe einen bösartigen Hirntumor, und da ich erst dreiundzwanzig bin, können Sie sich vorstellen, daß das für mich ein ziemlicher Schock war. Dennoch werde ich nicht mit einer Leichenbittermiene herumlaufen und in Selbstmitleid zerfließen. Ich habe, ebenso wie Sie, eine aktive Rolle in meiner Behandlung übernommen. Obwohl meine Strahlentherapie erst am 4. Dezember beginnt, esse ich bereits eine Diät, die reich an Flavonoiden ist – das gleiche, was Sie essen, mit dem ganzen Grünzeug und dem frischen Obst. Auch Rotwein (zwei Gläser am Tag) und grüner Tee enthalten Flavonoide. Mein Onkologe hat mir das empfohlen, und ich fühle mich innendrin tatsächlich gesünder. Ich zweifle nicht daran, daß ich in zehn Jahren noch hiersein werde und daß bis dahin die Medikamente und Behandlungsmethoden weiterentwickelt sein werden. Ich setze mein ganzes Vertrauen in meine Ärzte und konzentriere mich darauf, daß es mir bessergeht. Behalten Sie Ihre positive Einstellung; Sie werden sicher viele Ihrer Altersgenossen überleben.

From: Chris, Nordirland
Vor sieben Jahren hatte ich Brustkrebs, und in dieser Zeit war ich ein zitterndes Wrack. Diese Erfahrung hat mich für immer verändert. Wie konnte eine materialistische, gestreßte junge Frau so weit kommen, daß sie sich an den einfachsten Dingen erfreut? Aus diesem Loch herauszukriechen war, als würde ich wieder ein Kind. Ich will mir lieber nicht ausmalen, was für eine zynische alte Hexe aus mir geworden wäre, wäre mir erspart geblieben, was mir damals so schrecklich erschien!

From: Adene, Großbritannien
Ich verfolge, wie es Ihnen geht, und hoffe, daß die Müdigkeit nachläßt – betrachten Sie sie einfach als Aufforderung Ihres Körpers, ihn während seiner Regeneration in Ruhe zu lassen. Machen Sie weiter mit der gesunden Diät, und probieren Sie es einmal mit Mixgetränken aus Milch und Früchten – sie sind leichter verdaulich. Kämpfen Sie weiter mit Ihrem Verstand gegen den Krebs an! Und ja, rütteln Sie die Leute wach, und zeigen Sie ihnen, daß es Krebs gibt und wie er das Leben eines Menschen beeinflußt!

From: Tanya, England
Ich wollte Ihnen gerne schreiben, um Ihnen alles Gute zu wünschen, fürchte aber, unter all den positiven E-Mails, die Sie bekommen haben, womöglich eher negativ zu wirken. Anfang letzten Jahres habe ich meine Mutter verloren, nach einem kurzen Kampf mit einem seltenen und sehr aggressiven Krebs. Im Grunde hatte sie keine Chance, kämpfte aber mit aller Kraft darum, ihren Optimismus zu behalten. Ihre einzige, vollkommen uneigennützige Sorge bestand in der Frage, wie ich wohl ohne sie zurechtkommen würde. Ich wünsche Ihnen alles Glück der Welt! Sie verdienen es wirklich.

From: Shirley Schofield, Nord-Yorkshire
Ich bin Krankenschwester und arbeite hauptsächlich mit Patienten in der Palliativversorgung. Neulich hielt uns ein Facharzt für Neurochirurgie einen Vortrag über Hirntumoren und deren Behandlung. Als sich am Ende seiner Ausführungen bei allen ein Gefühl der Mutlosigkeit breitmachen wollte, riet er uns, Ihr Tagebuch zu lesen. Ich habe jetzt fast eine Stunde hier am Computer gesessen und mehr gelernt, als irgendein Facharzt mir beibringen könnte. Ich wünsche Ihnen Erfolg bei Ihrer Behandlung und beim Schreiben viel Kraft.

6 Hochzeitsglocken

Donnerstag, 28. November 2002

Am Samstag habe ich meine Lebensgefährtin geheiratet.

Etwas mehr als zwei turbulente Jahre lagen hinter uns, und unmittelbar bevor ich meine Krebsdiagnose bekam, hatten wir beschlossen, zu heiraten und es mit einem ruhigeren Zusammenleben zu versuchen. Ich bin ihr sehr dankbar, daß sie trotz allem an den Hochzeitsplänen festhielt.

Ich kann mich glücklich schätzen, sie an meiner Seite zu haben, und es war mir ein großes Vergnügen, ihr das vor so vielen Freunden und Familienangehörigen sagen zu können. Ich habe es sogar fast bis ans Ende meiner Rede geschafft, ohne daß mir die Stimme versagte.

Unsere Tochter hat sich prima amüsiert, quietschvergnügt in sämtliche Kameras gegrinst und sich lediglich gesträubt, als wir ihr, kurz bevor wir mit ihr vor den Altar traten, Blumen ins Haar stecken wollten.

In den Gesprächen im Anschluß an die Trauung kam das Thema meiner Gesundheit glücklicherweise nur selten auf. Genau wie letzte Woche hatte ich auch hier das triumphierende Gefühl, meinem Leiden etwas Zeit zu stehlen.

Meine Frau, die sie ja jetzt ist, legt viel mehr Wert auf ein Privatleben als ich. Dennoch glaube ich, daß ich meine

Verpflichtung zu Objektivität und Schutz ihrer Privatsphäre nicht verletze, wenn ich sage, daß sie einfach phantastisch aussah.

Ihr Wunsch nach Privatsphäre ist auch der Grund dafür, daß ich nicht mehr darüber geschrieben habe, wie sie mit allem fertig wird. Die Entscheidung, dieses öffentliche Tagebuch zu führen, habe ich mit ihr zusammen getroffen. Dabei habe ich ihr versprochen, in dem, was ich schreibe, stets ihre Privatsphäre zu wahren. Jetzt, wo die Hochzeit vorbei ist, muß sie wieder arbeiten. Da wir immer noch Familie zu Besuch haben, planen wir keine Hochzeitsreise. Ich glaube, eine weitere Reise würde mir ziemlich zu schaffen machen, selbst wenn wir die Zeit dazu hätten. Nächste Woche fängt die nächste Chemotherapierunde an, und wenn es so läuft wie das letzte Mal, kann ich mich wohl wieder auf eine Woche Schlaf gefaßt machen.

Dann müssen wir darüber nachdenken, wie und wo wir das erste Weihnachtsfest unserer Tochter feiern. Zu heiraten ist zwangsläufig mit einem Blick nach vorn verbunden, und der ist schwierig, wenn die Zukunft so unvorhersehbar ist. Eine Garantie gibt es für keine Ehe, aber für uns gibt es besonders wenig Gewißheiten. Die Hochzeit hat uns allerdings daran erinnert, auf wieviel Unterstützung und Wohlwollen wir zählen können. Sie hat mich außerdem daran erinnert, wie sehr ich die Gesellschaft meiner Freunde und meiner Familie genieße und wieviel Auftrieb sie mir in schweren Zeiten gibt.

7 Gründe, heiter zu sein

Donnerstag, 5. Dezember 2002

Bevor ich mich eben zum Schreiben hingesetzt habe, habe ich mit meinem zweiten Chemotherapiedurchgang begonnen. Wie beim letzten Mal muß ich fünf Tage lang jeweils vier ganz imposant aussehende Tabletten einnehmen, zusammen mit ein paar winzig kleinen Pillen gegen die Übelkeit. Runde drei soll am Neujahrstag starten und Runde vier – vorerst die letzte – Ende Januar.

Während der Einnahmepausen räumen die Medikamente hoffentlich mit sämtlichen Überresten des Tumors auf, die die Strahlentherapie zu Beginn meiner Behandlung überstanden haben. Ob alles wie gewünscht verläuft, werde ich erst bei der nächsten Kernspintomographie irgendwann im neuen Jahr erfahren.

Jeder Chemotherapiezyklus beginnt mit einem Besuch bei meinem stets gutgelaunten Onkologen, der prüft, ob mein Immunsystem in der Lage ist, eine weitere Behandlungsrunde zu überstehen. Wie immer hatte er auch diesmal Worte der Ermutigung für mich parat, und obwohl ich schon weiß, daß ich am Wochenende ziemlich schlapp sein werde, bin ich richtig guter Dinge.

Mit dem Beginn der zweiten Runde wurde mir klar,

wieviel Zeit vergangen ist und was ich trotz allem habe genießen können, seit ich Ende August die Hiobsbotschaft erhielt. Ich habe darum kämpfen müssen, optimistisch zu bleiben, aber es gab auch vieles, was mir in diesem Kampf geholfen hat. Die Hochzeit letzte Woche war natürlich ein absolutes Highlight, und manchmal muß ich innerlich immer noch schmunzeln, wenn ich daran denke, aber auch das Wiedersehen mit so vielen Familienmitgliedern und Freunden hat mir wahnsinnig geholfen.

Die Leute haben unterschiedlich reagiert, wenn ich ihnen von meinem Tumor erzählt habe. Am hilfreichsten waren aber diejenigen, die sich, ohne viel Aufhebens darum zu machen, einfach häufiger mit mir trafen und unterhielten, sich ansonsten aber wie immer benahmen.

Ich habe erlebt, wie meine Tochter an Selbstvertrauen gewonnen und gelernt hat, frei zu stehen und ihre ersten Worte zu sprechen. Jetzt schmieden wir Pläne für ihr erstes Weihnachtsfest.

Und schließlich hatte ich das Glück, daß der Tumor bei mir keinerlei Symptome gezeitigt hat, sieht man einmal von meinen Problemen mit dem Sehvermögen ab, die ich schon das ganze Jahr über hatte. Ich kann durch die Stadt bummeln, mit der U-Bahn fahren und mich wie ein normaler Mensch fühlen. Ich bin so froh darüber, daß das alles möglich war, und sehr optimistisch in bezug auf das, was ich in Zukunft noch werde genießen können.

Diese Woche habe ich es auch endlich geschafft, meine erste Tai-Chi-Stunde zu nehmen. Allerdings stellte sich gleich zu Beginn heraus, daß ich Qi Gong lernen werde, was, meines bescheidenen Wissens nach, eine weniger fitneß- als vielmehr gesundheitsorientierte Variante dieser Disziplin ist.

Zweimal am Tag muß ich eine Übung machen, und obwohl ich noch ganz am Anfang bin, habe ich das Gefühl, daß es mir hilft, mich zu entspannen und einen klaren Kopf zu bekommen. Bis jetzt hatte ich noch nicht den Mut, die Übungen draußen zu machen, teils wegen des Regens, vor allem aber aus Angst vor dem, was die Nachbarn sagen würden. Ich will versuchen, die Übungen auch in der Woche größter Müdigkeit beizubehalten, und in der Zwischenzeit, bevor die Nebenwirkungen der Zytostatika sich richtig bemerkbar machen, werde ich ausgehen und die erste von hoffentlich mehreren Weihnachtsfeiern genießen.

Donnerstag, 12. Dezember 2002

Die Chemotherapie verlief viel glimpflicher als beim ersten Mal. Da hatte ich schon wenige Stunden nach dem Aufstehen wieder mit dem Schlaf zu kämpfen. Diesmal war die Müdigkeit zwar auch zu spüren, aber längst nicht so stark. Vielleicht hatte ich letzten Monat, als ich mit der Chemotherapie begann, noch einen Kater von der Strahlentherapie.

Morgens in die Gänge zu kommen ist immer noch ein Kampf, aber wenn ich erst einmal aufgestanden und aus dem Haus bin, geht es mir gut. Nur an einem Tag habe ich meine Qi-Gong-Übungen nicht gemacht. Der Trick scheint darin zu bestehen, daß ich mich jeden Tag mit jemandem verabrede. Wenn ich dagegen nur eine Liste von Aufgaben abzuarbeiten habe, schiebe ich sie auf. Was mich nach wie vor erstaunt, ist, wie normal ich mich fühle.

Das zeigt, wie wirksam meine Behandlung bisher war. Was immer mir als nächstes widerfährt, dieser Teil zumindest ist gut verlaufen. Wie letzte Woche bereits erwähnt, genieße ich es, nach der Behandlung mit der U-Bahn nach Hause zu fahren. Es ist wunderbar, selbst wenn es keinen Sitzplatz gibt. Ich komme mir vor, als täte ich etwas, was ich selbst in den kühnsten Träumen nie erwartet hätte.

Ich möchte gerne wieder arbeiten. Allmählich sieht es so aus, als könnte ich noch vor Weihnachten ein paar halbe Tage im Büro verkraften. Das ist nicht viel, wäre aber ein Anfang und etwas, was ich im neuen Jahr, wenn ich Zyklus drei hinter mir habe, steigern könnte.

Wir haben beschlossen, das erste Weihnachtsfest unserer Tochter mit der Familie meiner Frau in Deutschland zu verbringen. Meine Eltern stoßen dann am Heiligabend dazu, was dort der Hauptfeiertag ist. Es wird sicher hektisch, aber die Cousins und Cousinen unserer Tochter werden dasein und mit ihr spielen, meine Schwägerin und ihr Mann sind großzügige und angenehme Gastgeber, und die Aussichten auf Schnee sind in Deutschland einfach besser. Eine Herausforderung wird es allerdings sein, meine Diät einzuhalten.

Der Gedanke, das könnte mein letztes Weihnachtsfest sein, schießt mir erst jetzt durch den Kopf – während ich schreibe. Vielleicht ein Hinweis darauf, wie sehr sich meine Stimmung gebessert hat.

Als ich das letzte Mal bei meinem Arzt war, hatte er keine speziellen Neuigkeiten für mich – bis zu meiner Kernspintomographie im nächsten Jahr sind auch keine zu erwarten –, aber er sagte doch einiges, was mich sehr ermutigte. Für mich selbst entschieden zu haben, daß alles gut ausgehen wird, ist eine Sache, eine andere ist es aber, zu wissen, daß mein Arzt das genauso sieht.

Ich hoffe, daß es wirklich so kommen wird, und zwar für uns beide. Ich beneide ihn nicht um seinen Job. Ich weiß nicht, wie bewußt er gesteuert hat, was er mir über meinen Tumor sagt, aber irgendwie war es genau richtig, und mit seiner forschen, zuversichtlichen Art hat er immer dafür gesorgt, daß es mir hinterher besserging.

Ich weiß nicht, warum manche Ärzte dieses Talent haben und andere nicht. Erfahrung spielt sicherlich eine große Rolle, aber ich bin auch schon Medizinern begegnet, die noch sehr jung wirkten und ihre Sache dennoch genau richtig machten. Ich denke, letztlich kommt es auf die Fähigkeit an, sich in die Lage des Patienten zu versetzen. Ärzte müssen sich von den Qualen und Nöten distanzieren, die mit so manchen der von ihnen behandelten Krankheiten einhergehen. Sie brauchen auch ihr Fachvokabular, um mit anderen Medizinern rasch kommunizieren zu können. Bei den wirklich beängstigenden Krankheiten ist übrigens ein Teil dieser Fachtermini entsprechend schauerlich.

Die Ärzte jedoch, die mir Zuversicht und Hoffnung gegeben haben, waren diejenigen, die – solange sie mit mir sprachen – diese Distanziertheit ebenso ablegten wie ihre Fachterminologie und statt dessen kenntnisreiche, vertrauenswürdige, aber gewöhnliche Menschen wurden.

Für jemanden in meiner Situation sind Zuversicht und Hoffnung von unschätzbarem Wert.

Mittwoch, 15. Dezember 2002

Morgen ist der Tag, an dem ich wieder zur Arbeit gehen will.

Es wird kein richtiger Wiederanfang sein, da ich vor Weihnachten nur für zwei Tage im Büro sein werde, und am 2. Januar fängt bereits die nächste Runde der Chemotherapie an.

Am Freitag findet das Weihnachtsessen unserer Abteilung statt, so daß ich nicht mit einem anstrengenden Arbeitstag rechne. Für mich wird es aber eine Absichtserklärung sein, ein weiterer Schritt auf dem Weg zu einem möglichst normalen Leben.

Irgendwann Anfang nächsten Jahres wird sich zeigen, ob die ganze Behandlung, der ich mich unterzogen habe, geholfen hat und ob echte Normalität für längere Zeit möglich sein wird. In diesem Punkt bin ich zwar in der Regel optimistisch, kann aber nicht behaupten, daß ich mich auf den Tag freue, an dem ich die Ergebnisse erfahre.

Ich wäre schon ein paar Tage früher wieder zur Arbeit gegangen, wollte aber vorher noch mit meiner Tochter ihre Urgroßmütter besuchen, die beide neunzig Jahre alt sind. Das hieß, nach Hause nach Yorkshire zu fahren, wo ich diese Zeilen schreibe.

Die gesündere meiner beiden Großmütter war entzückt darüber, ihre erste Urenkelin zu sehen, und die beiden hatten viel Spaß miteinander. Von meiner Diagnose hat ihr niemand erzählt, nur von meinem Krankenhausaufenthalt, und es war schwierig, ihren gelegentlichen Fragen über meine Gesundheit auszuweichen. Sie lebt in einem Heim, und ihre Pflegerinnen hielten es für besser, ihr nichts zu sagen. Dem habe ich nicht widersprochen.

Wenn ein Mensch, für den das Erreichen der Vierzig ein großes Ziel darstellt, auch nur eine knappe Stunde in Gesellschaft von Achtzig- und Neunzigjährigen verbringt, ruft das alle möglichen sonderbaren Gedanken bei ihm hervor. Zuerst fand ich es toll, daß ich mich wahrscheinlich nicht mit Neunzig in einem solchen Heim wiederfinden werde. Obwohl das Pflegepersonal bei meinen beiden Großmüttern hervorragende Arbeit leistet und die Heime sauber und gemütlich sind, glaube ich nicht, daß mir viel entgehen würde. Dann kam mir in den Sinn, daß ich vielleicht in eine ähnliche Situation kommen werde wie sie, nur um ein Vielfaches früher. Hoffentlich nicht. Was mir aber besonders im Gedächtnis blieb, waren der Anblick von Fotos, die mich und meine Tochter zu Beginn des Jahres zeigten, unmittelbar nach ihrer Geburt, sowie die Sehnsucht nach dem ungetrübten Glück jener Zeit. Damals hatte ich noch Haare, aber, was viel wichtiger ist, auch die Aussicht, noch Jahrzehnte mit ihr und meiner Frau zu leben.

Es hat keinen Zweck, sich Wunder zu wünschen – ich werde mich irrsinnig freuen, wenn ich nächstes Jahr erfahre, daß meine Behandlung angeschlagen hat –, aber jetzt ist diese Erwartung nur eine sehnliche Hoffnung. In Hoffnung zu leben ist etwas ganz anderes als mit Erwartungen zu leben – da kann ich der Normalität so nahe kommen, wie ich will.

Weihnachten werden wir mit der Familie meiner Frau in Deutschland verbringen, und ich bin zuversichtlich, daß die Technik mitspielt und ich all denen, die mir seit August so viel Unterstützung und Mut geschenkt haben, ein glückliches, friedvolles und gesundes neues Jahr wünschen kann.

Mittwoch, 25. Dezember 2002

Die Weihnachtsfeiertage hier in Deutschland waren wunderschön. Die weißen Weihnachten, die wir uns erhofft hatten, erwiesen sich zwar als grau, feucht und für die Jahreszeit zu warm, dafür aber wurde das Fest zum Glück von drei aufgeregten Kindern und einem reichlich mit Essen und Wein gedeckten Tisch beherrscht.

Meine Eltern kamen an Heiligabend mit dem Flugzeug, pünktlich zu dem Teil des Weihnachtsfestes, der hier am wichtigsten ist. Es gab ein Puppenspiel für die Kinder, und auf die allgemeine Bescherung folgten das Abendessen und Gespräche in einem vom Alkohol beflügelten englisch-deutschen Kauderwelsch, die bis in die frühen Morgenstunden dauern sollten.

Unsere Kleine jauchzte und lachte unaufhörlich, riß mit Begeisterung ihre Geschenke auf, die sie dann links liegenließ, um mit dem Geschenkpapier zu spielen. Es war eine tolle Woche, auch wenn meine Diät während der letzten paar Tage auf der Strecke blieb.

Die Rückkehr zur Arbeit verlief gut. Den größten Teil des ersten halben Tages brachte ich damit zu, Leuten hallo zu sagen, und den größten Teil des zweiten, mit meinen Kolleginnen und Kollegen vom Wissenschafts- und Technikressort Weihnachten zu feiern. Dennoch habe ich das Gefühl, erledigt zu haben, was ich mir vorgenommen hatte, und wieder einen Fuß auf den Boden bekommen zu haben.

Das Wochenende nach meinem zweiten Arbeitstag verbrachte ich mit einem Freund. Wir fuhren nach Deutschland und machten einen Zwischenstopp mit Übernachtung in Brüssel. Wieder stellte ich fest, daß ich etwas tat, wovon ich schon befürchtet hatte, es nie wieder tun zu können.

Wir trafen uns mit einem Schulfreund von mir, der jetzt in Brüssel lebt, und genossen bei einem einstündigen Bummel durch die regennassen Straßen die wunderschöne Architektur, bevor wir uns der Völlerei hingaben und voller Neugier die belgischen Biere probierten.

Während ich diese Zeilen schreibe, verspüre ich um mich herum die Ruhe des Weihnachtsnachmittags, und ich habe erwartet, dabei in eine viel nachdenklichere Stimmung zu geraten.

Ich habe gerade das intensivste Jahr meines Lebens hinter mir. Im Januar wurde ich Vater, im August stellte man bei mir eine der schlimmsten Krebsarten fest, die es gibt, und im November habe ich geheiratet.

Ich habe pures Glück und reine Angst erlebt. Leider habe ich daraus keinerlei Weisheiten gewonnen, die ich nun weitergeben könnte.

Ich hege einen leisen Optimismus in bezug auf das, was das kommende Jahr bringen wird. Was ich mir selbst und meiner Familie wünsche, ist das, was ich Ihnen allen, die Sie dies lesen, wünsche, insbesondere all den Menschen, die mir in den vergangenen Monaten so ungeheuer geholfen haben. Es ist der Wunsch, den meine Frau äußerte, als sie mich im August nach meiner ersten Nacht im Krankenhaus besuchte: »Mögen wir alle ein ruhiges, ereignisloses Jahr vor uns haben.«

Wie es scheint, steht uns ein Krieg bevor. Ich habe meine eigene kleine Schlacht zu kämpfen. Es wäre phantastisch, wenn wir es alle unversehrt bis zum nächsten Dezember schaffen würden.

From: Jana Mullerová, Tschechische Republik
Wenn alles gut läuft, gibt es nichts, worüber man reden müßte … Ich wünsche Ihnen im nächsten und in allen kommenden Jahren keine Neuigkeiten, soviel Langeweile und Normalität wie möglich.

From: David, Kanada
Besonders berührt hat mich Ihr Satz: »In Hoffnung zu leben ist etwas ganz anderes als mit Erwartungen zu leben …« Als jemand, der mit einer chronischen, unheilbaren Krankheit lebt, verstehe ich dieses Gefühl. Sie haben es so klar und präzise in Worte gefaßt, ohne jede Rührseligkeit. Im Grunde denke ich oft, daß es ein Segen ist, sein Leben so zu leben – und der Wirklichkeit näher.

From: Martin, Wales
Es macht mich so wütend, daß Ihnen – daß überhaupt jemandem – so etwas passiert. Ich wünsche Ihnen und Ihrer Familie alles, alles Gute. Es klingt, als hätte Ihre Tochter einen tapferen Papa. Ich wünsche ihr, daß sie Sie als Teenager noch anbrüllen kann. Ich werde diese Weihnachten an Sie denken.

8 Die Jagd nach der magischen Kugel

Donnerstag, 2. Januar 2003

Die gute Nachricht ist, daß mein Haar wieder wächst.

Langsam, ganz fein wie das Haar auf einem Babykopf, erscheint es auf meiner Stirn an der Stelle, wo die letzten Haare vor ein paar Monaten ausgefallen sind. Sieht aus, als würde es eine ganze Weile dauern. Am Hinterkopf, da wo die Narbe ist, bin ich immer noch völlig kahl.

Ich habe mich an mein Aussehen gewöhnt – Fremde dagegen schauen immer noch zweimal hin, und ab und zu höre ich einen Kommentar, aber ich glaube nicht, daß die Leute meine Frisur mit einem Hirntumor in Verbindung bringen. Manche, wie die Jungs in der Hotelbar am Abend vor meiner Hochzeit, halten sie einfach für einen exotischen Haarschnitt. Andere denken vermutlich, ich hätte Haarausfall. Mir macht beides nichts aus, aber ich fände es schön, wenn mir aus dem Spiegel mein altes Gesicht wieder entgegenblicken würde.

Morgen muß ich ins Krankenhaus, um mit meiner dritten Chemotherapierunde zu beginnen. Man wird eine Blutuntersuchung machen, um zu sehen, ob mein Immunsystem dafür fit genug ist. Wenn alles in Ordnung ist, halte ich noch einen Plausch mit dem Arzt und mit dem Apotheker, der die Pillen ausgibt.

Rechtzeitig zu Hause zum Tee mit Freunden aus der Türkei, die für zwei Wochen hier sind. Sie sind beide Fachärzte für Onkologie. Ich finde es mutig von ihnen, mich zu besuchen, wissen sie doch viel genauer als ich, was ich habe und was vermutlich mit mir passieren wird.

Nach dem Wochenende möchte ich, während ich noch Zytostatika nehme, wieder ins Büro gehen, weiß aber noch nicht, ob ich das schaffen werde. Es gibt Zeiten, da fühle ich mich benommen, oder mir tut nachts der Kopf weh, oder ich habe für den Bruchteil einer Sekunde das Gefühl, ohnmächtig zu werden, und dann bekomme ich plötzlich Panik, weil ich nicht sagen kann, ob das eine Nebenwirkung der Behandlung oder eine plötzliche Verschlimmerung ist. Ein Freund überzeugte mich einmal davon, daß es nichts bringt, sich über etwas Gedanken zu machen, was noch gar nicht eingetreten ist, aber manchmal wirkt das bei mir nicht.

Mit meinen Panikanfällen umzugehen kostet mich am meisten Mut. Ich weiß, daß ich eines Tages sterben werde, so wie jeder andere auch, aber wenn ich an meinen Tod denke, denke ich: »Nicht jetzt! Nicht jetzt!« Ich habe noch so viel zu tun.

Wie alle wissen, die dieses Tagebuch in den vergangenen Wochen gelesen haben, bin ich meiner Frau wie auch meiner Familie und meinen Freunden sehr, sehr dankbar für ihre Unterstützung. Und die Botschaften, die als Reaktion auf meinen Tagebucheintrag der letzten Woche kamen, haben mir ebenfalls großen Auftrieb gegeben.

Meine Kollegen von der BBC News Website erhalten Hunderte E-Mails, die von Leserinnen und Lesern dieses Tagebuchs geschrieben wurden, und leiten sie mir stapelweise weiter, aber oft lese ich sie erst, wenn ich mich mittwochs zum Schreiben hinsetze. Mich beruhigt es zu wissen, daß auch andere Menschen, die an Krebs leiden, es für möglich halten, den Kampf gegen die Krankheit mit Mut und Hoffnung zu führen. Und es ist ein Privileg, daß ich für dieses Tagebuch so ein öffentliches Forum habe und somit ein Teil der Hoffnungen und Wünsche von Menschen geworden bin, die ich nie gesehen habe.

Montag, 13. Januar 2003

Es ist ziemlich komisch, dieses Tagebuch zum ersten Mal an meinem Schreibtisch im Büro zu schreiben. Die letzten Tabletten dieser Chemotherapierunde habe ich am Montag genommen und fühle mich immer noch ziemlich groggy – schläfrig, vergeßlich und leicht zerstreut.

Das Gefühl erinnert mich an Zeiten, in denen ich nachts gearbeitet habe. Nach der ersten Nacht saß ich dann in meiner gewohnten Umgebung, aber mit dem bestimmten Gefühl, daß irgend etwas fehlte. Ich laufe sicher nicht auf allen Zylindern, und wenn jemand nackt durchs Büro rennen würde, würde ich ungefähr fünf Minuten brauchen, um es zu merken. Es tut aber gut, wieder zu arbeiten und zu versuchen, zu einer Art von Normalität zurückzukehren.

Ich komme spät und gehe früh, so daß die Tage sehr kurz sind, aber ich bin wenigstens hier. Ab und zu geht mir auf, wie surreal das alles ist. Ich habe eine der gefährlichsten Krebsarten überhaupt, und dennoch schreibe und rede ich hier über Geschichten, die wir später im Jahr bringen werden.

Warum geht es mir so gut, wenn ich ein so schweres Leiden habe? Ich sollte mein Glück nicht in Frage stellen, aber es kommt mir so vor, als hingen meine einzigen unmittelbaren Probleme eher mit der Behandlung als mit der Krankheit selbst zusammen.

Selbstbeobachtung und Paranoia sind ein echtes Problem. Jedesmal wenn ich etwas vergesse, frage ich mich, ob ich es vor einem Jahr auch vergessen hätte. Da einer der Bereiche des Gehirns, die für Sprache zuständig sind, vor meinem Tumor liegt, versuche ich, immer wenn ich über Worte stolpere, ein falsches Wort benutze oder zu Hause sogar das Englische und das Deutsche durcheinanderbringe, mir darüber klarzuwerden, ob ich mich schon immer so oft vertan habe oder ob es schlimmer geworden ist.

Ich sorge mich regelmäßig, daß ich mir selbst und dem Rest der Welt Normalität vielleicht nur vorgaukle, so als wollte ich den Tumor davon überzeugen, daß es mir gutgeht. Ich höre eine Stimme, die mir sagt, ich solle damit endlich aufhören, solle doch einfach leben und nicht so ein ewig meckernder Idiot sein. Aber das verscheucht die Sorgen nicht – es heißt nur, daß ich mir blöd vorkomme, weil ich sie habe.

Diesmal war ich nur kurz beim Arzt; er sagte mir, die Kernspintomographie, bei der festgestellt werden soll, ob die Behandlung angeschlagen hat, sei für Anfang März geplant. Es ist schwierig, den Überblick zu behalten, aber ich habe den Eindruck, daß er sie ständig aufgeschoben hat.

Letztlich bin ich zu der Überzeugung gelangt, daß er sie deshalb verschoben hat, weil er bisher keinen Grund zur Sorge hatte. Meine Chancen auf eine ordentliche Remissionsphase scheinen recht gut zu sein, und der Termin liegt noch in zu weiter Ferne, um sich jetzt schon Sorgen darüber zu machen. Wenn es allerdings soweit ist, wird es nicht leicht sein, zu dieser Untersuchung zu gehen.

Zurück zur Gegenwart – das Highlight der Woche war die erste Begegnung unserer Kleinen mit Schnee. Sie meint zwar, daß er hübsch aussieht, und schaut sich, vor Begeisterung juchzend, vom Fenster aus den weißbestäubten Garten an, findet aber, daß es weniger lustig ist, auf dem Weg zur Kinderkrippe hindurchzulaufen. Wie vernünftig!

Donnerstag, 16. Januar 2003

Wir haben gerade mit Bananenkuchen, einer Kerze und einem Glitzerhut den ersten Geburtstag meiner Tochter gefeiert. Sie ist natürlich noch zu jung, um die Bedeutung dieses Anlasses zu begreifen, aber sie hatte eine schöne Zeit mit den anderen Kindern in der Krippe, wo sie sich den Kuchen mit vollen Händen in den Mund stopfte, ohne sich um Besteck oder Tischsitten zu kümmern, und dennoch hoheitsvoll über die nachmittägliche Teetafel präsidierte.

Wir kämpfen alle drei mit einer Erkältung, die sie irgendwann letzte Woche mit nach Hause gebracht hat, die uns aber nicht im geringsten daran hindert, diesen Tag voll auszukosten. Es war herrlich, zu sehen, wieviel Spaß sie hatte, und gleichzeitig einen so fröhlichen Anlaß zu haben, auf ein chaotisches und ereignisreiches Jahr zurückzublikken. Ich hätte nie gedacht, daß das Leben so sein kann, mit Freude und Todesangst so dicht beieinander.

Eine Frau, die schon viel länger als ich mit Krebs lebt, schickte mir letzte Woche eine E-Mail mit einer Bemerkung, die mich wirklich aufgebaut hat. Ich hoffe, sie hat nichts dagegen, wenn ich hier mit meinen Worten wiedergebe, was sie geschrieben hat. Die Kernaussage lautet: Wenn man Fortschritte macht, hört man auf, die »letzten Male« zu zählen, und konzentriert sich statt dessen auf die »ersten Male«.

Worauf sie damit anspielt, ist die Versuchung, die sich bei jedem Weihnachtsfest, Geburtstag oder anderen regelmäßig wiederkehrenden Ereignissen einstellt, nämlich zu denken: »Das könnte für mich das letzte Mal sein.« Die »ersten Male« hervorzuheben ist ein viel besserer Gedanke. Ich hoffe, bald meine erste Woche nach Behandlungsende zu feiern.

Meine Kleine steht jetzt auf beiden Füßen, und ich möchte ihre ersten selbständigen Schritte miterleben.

Und vor allen Dingen möchte ich verstehen, was sie sagt. Sie redet ununterbrochen, aber alles, was ich heraushören kann, ist »bye, bye«, »Papa« (womit sie meistens mich meint, oft aber auch die nächstbeste Person, weiblich wie männlich) und »Apfel« (was sich auf eine ganze Palette von Eßbarem bezieht). Ich freue mich riesig auf unsere erste richtige Unterhaltung.

Langsam sieht es so aus, als dehnte das Leben sich zu einer mittelfristigen Möglichkeit aus. Natürlich kann ich darauf nicht bauen – die Kernspintomographie Ende Februar könnte mir den Teppich unter den Füßen wegziehen –, aber allmählich verliere ich das Gefühl, ich dürfte das Schicksal nicht herausfordern, indem ich über das Ende der Behandlung hinausdenke.

Ich hoffe, das ist nicht zu voreilig.

Donnerstag, 23. Januar 2003

Es war eine gute Woche. Eigentlich müßte die Abwehr von Infektionen mir schwerer fallen als sonst, denn die Chemotherapie greift nicht nur Krebszellen an; sie hat auch Auswirkungen auf das Immunsystem. Die Erkältung, die ich mir Ende letzter Woche zugezogen hatte, war ich innerhalb von ein paar Tagen wieder los. Vielleicht machen sich hier die ganzen zusätzlichen Vitamine bemerkbar. Normalerweise hätte ich mindestens eine Woche gebraucht, um mich auszukurieren.

Ich stehe immer früher auf, bleibe immer länger wach und habe mir diese Woche abends sogar einmal ein paar Bier und ein Curry gegönnt – eine weitere Etappe auf dem Weg zur Normalität. Ich glaube fast, das Qi Gong könnte etwas mit meiner wiederkehrenden Kraft zu tun haben.

Über Weihnachten und Neujahr habe ich meine Übungen wirklich schleifen lassen, aber nachdem ich das meinem Lehrer etwas verlegen gestanden hatte, habe ich es seitdem praktisch jeden Tag geschafft, sie zu machen. Meine Beine schmerzen vom Stehen mit leicht angewinkelten Knien, aber ich bin viel entspannter und habe das Gefühl, daß ich ausnahmsweise einmal aufrecht gehe und stehe.

Unsere Tochter ist seit ihrem Geburtstag bester Laune und experimentiert erfolglos damit, ihre ersten Schritte zu machen. Unsere Vorfahren haben sich zu Zweibeinern entwickelt, um ihre Hände für den Gebrauch von Werkzeugen frei zu haben, aber das war bei ihr verlorene Liebesmüh. Selbst mit einem Spielzeug oder einer Fernbedienung in der Hand erreicht sie auf allen vieren einen ziemlichen Affenzahn.

Kein bißchen begeistert war sie von meinem ersten Versuch, ihr die Haare zu schneiden. Obwohl mit nur zwei Schnitten schon so viel von ihrem Pony entfernt war, daß sie wieder darunter hervorlugen konnte, wehrte sie sich mit einer Energie, die sie normalerweise nur an den Tag legt, wenn man versucht, ihr die Schniefnase abzuwischen.

Bei der Arbeit habe ich für einen Sonderteil zum fünfzigsten Jahrestag der Veröffentlichung der DNS-Struktur recherchiert. Als James Watson und Francis Crick im April 1953 Einzelheiten der mittlerweile zur Ikone gewordenen Doppelhelix publizierten, sollte es noch Jahre dauern, bis ihre Arbeit vollständig akzeptiert wurde. Mit der Zeit jedoch haben Wissenschaftler umfassende Kenntnisse darüber erlangt, was mit der DNS schiefgeht, wenn sie bei manchen Menschen Leiden wie Krebs, Alzheimer, Chorea Huntington, Mukoviszidose, Diabetes oder Herzprobleme in frühem Alter auslöst. Die Veröffentlichung der ersten Arbeitsversion des Human Genome Project im Jahr 2000 lieferte weitere Beweise für die großen Fortschritte der Wissenschaft im Verständnis dessen, was den Menschen ausmacht und was ihn krank werden läßt. Ausgesprochen ärgerlich für jemanden in meiner Lage ist nur, wie wenig von diesem Wissen sich offensichtlich in Heilmethoden niedergeschlagen hat.

Ich lebe mit einer Forscherin zusammen und verstehe, warum das Tempo der Forschung so quälend langsam sein muß. Ich bin überzeugt davon, daß Heilmethoden kommen werden, und glaube fest daran, daß man in den nächsten paar Jahren Fortschritte im Kampf gegen meine Art von Tumor machen wird. Allerdings kann ich mich des Eindrucks nicht erwehren, daß bei den meisten Krankheiten, die aus einer defekten DNS resultieren, die Heilverfahren, die sich die Menschen 1953 erhofften, immer noch nicht da sind. Mittlerweile wissen wir sehr viel über diese Krankheiten. Wir verfügen über geeignete Diagnosemöglichkeiten und haben in manchen Fällen eine weitaus bessere Vorstellung davon, wie es Patienten mit einer solchen Krankheit ergehen wird. In den meisten Fällen jedoch liegen die magischen Kugeln, auf die wir einmal gehofft haben, immer noch auf dem Prüfstand des Waffenschmieds.

From: Debbie Robertson, Großbritannien
Ihre unverblümte Art hat mich oft inspiriert. Ich spüre eine Veränderung in Ihrer Einstellung zu Ihrer Krankheit – ich kann nur sagen, geben Sie die Hoffnung nicht auf. Ich war viele Jahre Krankenschwester in der Neurochirurgie und habe das oft erlebt. Bewahren Sie sich, was Sie jetzt und in Zukunft haben, und seien Sie stets dankbar für alle, die Ihnen nah sind, bleiben Sie mit ihnen in Verbindung, und zeigen Sie ihnen Ihre Liebe. Mehr als alles andere wünsche ich Ihnen eine gute Zeit.

From: Michael, Niederlande
Gut zu hören, daß Sie wieder arbeiten und dabei sind, zu einem Anschein von Normalität zurückzukehren (falls Sie damit meinen,

daß Sie, wie wir anderen auch, auf einen Bildschirm starren). Es macht nichts, daß Sie über Ihre Worte stolpern. Das tut jeder von Zeit zu Zeit. Außerdem haben Sie ja auch gesagt, daß Sie müde sind, deshalb passiert das automatisch. Wenn Sie sich darauf konzentrieren, machen Sie es nur schlimmer, weil Sie sich dann unter Druck setzen. Sind Sie schon einmal vorsichtig im Haus umhergeschlichen, um nur ja die Kinder nicht zu wecken? In dieser Situation ist es am wahrscheinlichsten, daß Sie einen Kochtopf fallen lassen oder versehentlich eine Tür zuschlagen.

From: Eunice Young, Nordirland
Ist Ihnen eigentlich bewußt, wieviel Gutes Sie mit diesem Tagebuch schon getan haben? Bei meinem Mann wurde gerade ein unheilbarer Hirntumor diagnostiziert, und die Lektüre Ihrer wöchentlichen Kolumne sagt uns, auf was wir uns in etwa einstellen müssen. Er sieht das Ganze jetzt zuversichtlich und kann es kaum erwarten, Ende des Monats seinen ersten Schwung Strahlen zu bekommen. Setzen Sie Ihre Arbeit fort, denn Sie bewirkt Wunder für jedermann.

From: Catherine, Großbritannien
Danke, daß Sie mich daran erinnert haben, warum ich überhaupt in der naturwissenschaftlichen Forschung arbeite. Während der letzten achtzehn Monate meiner Doktorandenzeit in Biochemie habe ich meine Berufsentscheidung oft verflucht, denn die Forschung kommt so entsetzlich langsam voran. Oft erkennt man kaum, wie das eigene Stück in das Puzzle hineinpaßt. Glauben Sie weiterhin an die Wunderkugel, aber bei Ihrem Optimismus vermute ich, daß Sie sie gar nicht brauchen werden.

From: Mel Morris, Großbritannien
Ich habe ein degeneratives Leiden, das meine Gelenke befallen hat. Meine Standardfrage lautet: »Bin ich schon immer über so hohe Bordkanten gestolpert, oder ist das neu?« Aber Sie brauchen sich nicht blöd vorzukommen – ich bin sicher, daß ich nicht der einzige

bin, der sich in Sie hineinversetzen kann, außer, ich bin auch blöd. Ich freue mich über die Nachricht, daß Sie wieder arbeiten; Normalität ist das allerbeste für die Seele.

9 Schichten von Normalität

Donnerstag, 30. Januar 2003

»Gratuliere!« sagte mein Arzt, als wir uns mit einem Händedruck verabschiedeten. Ich habe gerade die Tabletten für meine letzte Chemotherapierunde abgeholt.

Am Sonntag habe ich fünfeinhalb Monate Behandlung hinter mir – sechs Wochen Strahlentherapie, gefolgt von vier Monaten Chemo –, Gott sei Dank alles ambulant.

Als wir mit der Behandlung begannen, meinte mein Onkologe, ich sei ein junger Mann und hätte alles, wofür es sich zu kämpfen lohne, und er werde den Tumor »nach allen Regeln der Kunst fertigmachen«. Nun, da »alle Regeln der Kunst« ausgeschöpft sind, stehen in meinem Kalender Anfang März Termine für eine Kernspintomographie, die uns zeigen wird, was dabei herausgekommen ist. Hoffentlich ein entscheidender Schlag gegen den Tumor.

Ich weiß jetzt, was es heißt, vorsichtig optimistisch zu sein. Obwohl ich nicht abergläubisch bin, habe ich das Gefühl, das Schicksal herauszufordern, wenn ich bis zum Sommer vorausplane. Ich fühle mich fit und gesund und sehe auch so aus, und ich freue mich auf den Februar – einen ganzen Monat ohne Arzttermine.

Ich möchte nach Hongkong fliegen, wo mein Bruder lebt, um meinen ersten und einzigen Neffen kennenzulernen, den ich bisher nur von Fotos kenne. Und ich möchte Pläne für ein oder zwei Wochenendtrips zu weniger weit entfernten Zielen schmieden. Es scheint gut zu funktionieren, immer nur für einen Monat im voraus zu planen. Für Februar hatte ich mir noch nichts vorgenommen, und Leute, die versuchten, mich auf irgend etwas festzulegen, habe ich erst einmal vertröstet. Jetzt kommt der Februar mir vor wie ein Geschenk, ein großes Stück noch nicht vergebene Zeit, wie ein jungfräulicher, schneebedeckter Rasen.

In der Vergangenheit habe ich mich bereits für all die Unterstützungs-E-Mails bedankt, die ich bekommen habe, aber diese Woche möchte ich Ihnen noch einmal ganz besonders danken. Ich mußte eine ganze Flut von Interviews geben und werde immer gefragt, was mich zum Schreiben dieses Tagebuchs bewogen hat. Diese Frage stelle ich mir zuweilen selbst und finde die Antwort in E-Mails, in denen es zum Beispiel heißt: »Danke, daß Sie mich daran erinnert haben, warum ich in der naturwissenschaftlichen Forschung arbeite«, oder jemand schreibt, es habe ihm bei der Pflege von Patienten geholfen.

Unmittelbar nach meiner Diagnose im August sagte meine Frau zu mir, wir sollten, was immer auch passieren wird, versuchen, etwas Positives aus dem zu machen, was mir da widerfährt. Ich war und bin ihr zutiefst dankbar für alles, was sie in jenen Tagen tiefer Verzweiflung zu mir gesagt und für mich getan hat. Und wenn es mir gelungen sein sollte, ihre Anregung in diesem Tagebuch umzusetzen, wäre ich darüber sehr glücklich.

Donnerstag, 6. Februar 2003

Meine Behandlung ist zu Ende, auch wenn es sich noch nicht ganz so anfühlt. Am Sonntag habe ich die letzte Tablette genommen und war seitdem ziemlich müde. Wenn aber die vergangenen drei Monate auch nur annähernd ein Maßstab sind, sollte es mir bis zum Wochenende bessergehen. Es muß, denn wenn diese Zeilen hier veröffentlicht werden, lande ich gerade in Hongkong.

Die Medikamente, die ich jetzt noch nehme, sind nicht mehr so stark und sollen die epileptischen Anfälle verhindern, die Menschen mit Hirntumoren manchmal bekommen. Ich schlucke aber immer noch jeden Tag eine ganze Handvoll Vitaminpräparate, die für Leute mit einem angeschlagenen Immunsystem gedacht sind.

Mir wird immer wieder gesagt, wie gut ich aussähe. Ich fühle mich auch so. Die eine Hälfte von mir würde am liebsten vorwärts stürmen und Pläne schmieden, während die andere sich an den Rat meines Arztes halten und erst mal die Untersuchungsergebnisse Anfang März abwarten möchte. Dabei steht gerade so viel an. Unsere Kleine hat am Wochenende ihre ersten Schritte gemacht, oder jedenfalls die ersten, die einer von uns mitbekommen hat. Ich bin sicher, daß sie in der Kinderkrippe geübt hat. Langsam und vorsichtig wankte sie sechs Schritte durchs Kinderzimmer auf mich zu, bevor sie aufgab und sich wieder hinsetzte. Sie weiß, daß ich unheimlich stolz auf sie bin, und hat gelernt, jedesmal, wenn ich einen Finger hochhalte und »eins« sage, »zwei« zu sagen. Ein großer Teil von mir möchte überhaupt nicht nach Hongkong fliegen, denn das bedeutet, sie sechs Tage lang nicht zu sehen. Ich achte sehr viel stärker als früher darauf, wie ich meine Zeit verbringe, und versuche, ohne mein gesellschaftliches Leben völlig aufzugeben, soviel wie möglich davon zu Hause mit ihr und ihrer Mutter zu verbringen.

Mit meiner jahrzehntealten Computerleidenschaft umzugehen kann allerdings ganz schön schwierig sein. Zu Hause hatten wir unseren ersten Computer, als ich ungefähr fünfzehn war, und seitdem bin ich von deren Innenleben vollkommen fasziniert. Ich muß Jahre meines Lebens damit zugebracht haben, Computer auseinanderzunehmen, sie wieder zusammenzubauen, neu zu konfigurieren und zu versuchen, sie auf verschiedene Arten zu vernetzen. Ohne diese ganze Bastelei hätte ich nicht den Job, den ich heute habe, aber ich verstehe gut, daß die meisten Leute das als Zeitverschwendung betrachten. Nach meiner Diagnose habe ich mir geschworen, nie wieder Computerspiele und erst recht keine Spielkonsolen zu kaufen. Denn wenn sich für mich das Leben wirklich als zu kurz erweist, dann soll meine letzte Leistung nicht in einem High Score in Halo bestehen.

Allerdings käme ich zu gern hinter die gemeinsame Dateinutzung zwischen meinem Mac und meinen PC.

Donnerstag, 13. Februar 2003

Wie ich so in einer Bar direkt am Hafen saß, den Blick auf Hongkong Island in der Ferne genoß und beobachtete, wie die Fähren an- und ablegten, mußte ich mich selbst daran erinnern, wer und was ich bin. Ich habe es noch nie geschafft, einen ganzen Tag lang nicht an meine Krankheit zu denken, aber während dieser Reise war ich nahe daran.

Das lange Wochenende mit meinem Bruder und seiner neuen Familie hat viel Spaß gemacht, und ich habe mich riesig gefreut, endlich meinen Neffen kennenzulernen. Die Reise hat mir aber noch deutlicher vor Augen geführt, wie kraß es sein kann, in die Normalität hinein- und wieder herauszuschlüpfen.

Ich lasse mich dazu verleiten, mir Gedanken bis in

ferne Zukunft zu machen, darüber, wo meine Tochter einmal zur Schule gehen wird oder ob wir in Deutschland oder England leben sollten, und dann fällt mir ganz plötzlich wieder ein, wie ernst es um mich steht und auf wie wenig Zukünftiges ich bauen kann. Es ist, als würde ich mein altes Leben wie einen bequemen alten Mantel überstreifen, in dem ich mich rundum wohl fühle, und plötzlich kommt jemand und zieht ihn mir wieder aus.

Inzwischen ist es ungefähr sechs Monate her, seit mein Vertrauen in die Zukunft durch meine Diagnose zunichte gemacht wurde. Es gelingt mir immer besser, mit den emotionalen Folgen fertig zu werden, aber es ist nach wie vor ein Stück harte Arbeit. Die Tatsache, daß es im Augenblick auf körperlicher Ebene wenig gibt, womit ich mich beschäftigen muß, erleichtert mir diese Aufgabe. Aber mir fällt es schwer, einzuschätzen, wie weit ich meinen Blick in die Zukunft richten darf. Einen Monat im voraus zu planen ist in Ordnung.

Im realen Leben läuft es aber ganz anders. Meine Frau und ich sind beide von Berufs wegen häufig unterwegs und müssen schon jetzt Reisen für März und Juni planen. Ist es überhaupt möglich, eine Reise für Juni zu planen? Ich weiß es nicht. Meine Situation ist eben ein Sonderfall, für den es keine Regeln gibt.

Mir haben Leute gesagt, Zukunftspläne zu schmieden gehöre zum Leben, und ich solle es einfach tun. Ich verstehe ihre Logik und weiß, daß sie recht haben, aber ich traue mich nicht. Ich habe Angst davor, eine schreckliche Enttäuschung zu erleben.

Es scheint leichter zu sein, mit geringen Erwartungen zu arbeiten und alles, was gutgeht, zu feiern, als anzufangen, auf zu viele Dinge zu zählen. Ich bin körperlich fit und habe allen Grund, optimistisch zu sein, was die Untersuchung nächsten Monat angeht. Dennoch ist mir immer noch nicht wohl dabei, wenn ich über diesen Zeitpunkt hinausdenke. Sich den Tag, ja selbst den Monat zu eigen zu machen kommt mir richtig vor, aber das ganze Jahr erscheint mir doch zuviel, um es auf einmal in Betracht zu ziehen.

Gerade ist das Leben herrlich. Ich möchte die Zeit verlangsamen, bis sie nur noch dahintröpfelt.

Donnerstag, 20. Februar 2003

Die Herausforderung dieser Woche lautet Windpocken. Unsere Kleine wurde am Montag mit einer Reihe interessant aussehender Flecken, die der Arzt nachmittags als Windpocken identifizierte, aus der Krippe nach Hause geschickt. Sie strahlt und lacht und ist völlig unbekümmert – wir sind noch nicht im Stadium des Kratzens angekommen –, so daß ich mir um sie keine allzu großen Sorgen mache. Aber ich habe Angst, sie könnte mich anstecken.

Als Kind hatte ich Windpocken, aber anscheinend besteht trotzdem die Gefahr, an Gürtelrose zu erkranken, die, glaube ich, vom selben Virus verursacht wird. Deshalb schlucke ich, bis es meiner Tochter bessergeht, zusätzlich zu den Antiepileptika, die ich bereits einnehme, und meinem täglichen Vitamincocktail viermal pro Tag antiviral wirkende Tabletten.

Daß ich die letzten zwei Tage zu Hause geblieben bin und mich um sie gekümmert habe, hatte den Nebeneffekt, daß ich viel mehr von ihr mitbekommen habe als sonst. Es war phantastisch, sie beim Laufenüben zu beobachten und das farbenfrohe Schauspiel ihrer Mahlzeiten zu genießen, aber das alles geschieht zu einer Zeit, wo ich nur mit Mühe die Energie aufbringe, nicht dauernd an meine bevorstehende Untersuchung zu denken. Ich glaube nicht, daß es irgendeinen besonderen Grund gibt, die Ergebnisse zu fürchten, und dennoch läßt mich der Gedanke daran nicht los.

Ich durchlebe gerade eine sehr merkwürdige Zeit. Am

Anfang, unmittelbar nach meiner Diagnose, befand ich mich in einem Schockzustand, aber danach stellte ich mit Erstaunen fest, wie leicht ich akzeptieren konnte, daß das Leben plötzlich im Begriff war, ganz, ganz anders zu werden.

Da waren die Behandlung, die mir Sorgen machte und mit der ich vorwärtskommen mußte, und dieses Tagebuch, das ich schreiben wollte. Mit dem Krebs fertig zu werden wurde zu meinem Job. Doch mittlerweile haben mich die Phasen von Normalität, die ich erlebt habe, zum Nachdenken gebracht. Wie wäre es wohl, wenn ich mir über den Tumor keine Gedanken mehr zu machen brauchte, wenn ich plötzlich aufhören könnte, nur im Hier und Jetzt zu leben, und wieder auf längere Sicht planen dürfte?

Im Augenblick ist das unvorstellbar.

Es ist sehr schwierig, herauszufinden, was in dieser Situation das beste ist.

Was immer passiert, ich möchte vorbereitet sein. Ich möchte die emotionale Stärke besitzen, was immer ich tun muß, mit Würde zum Abschluß zu bringen, mich zu freuen, wenn ich Grund dazu habe, und wenn nicht, stark zu sein und positive Erinnerungen zu hinterlassen, falls ich wirklich unvorhergesehen früh aus dem Leben scheiden muß. Das Problem ist nur, daß es anscheinend keine wirkliche Vorbereitung gibt. Ich versuche, einen geraden Kurs zwischen der völligen Leugnung dessen, was mir widerfährt, und einem exzessiven Pessimismus zu steuern, aber was dabei herauskommt, ist der reinste Slalom.

Es gibt kein Handbuch für das richtige Verhalten in einer solchen Situation, und selbst wenn es eins gäbe, wäre ich vermutlich zu feige, es zu lesen. Ich will diesen Kampf unbedingt gewinnen, will noch mehr tapsende Schritte und über Tisch und Fußboden verteilte Mittagsmahlzeiten erleben.

Ich hoffe, daß ich das Wie unterwegs lerne.

Donnerstag, 27. Februar 2003

Das war eine bewegte Woche, wobei »bewegt« soviel bedeutet wie: weniger Zeit, um sich Sorgen zu machen. Die Windpocken unserer Tochter verschwanden fast ebenso schnell, wie sie gekommen waren. Entweder ist sie mit einem übermenschlichen Immunsystem ausgestattet, oder sie hatte, was wahrscheinlicher ist, eine wirklich schwache Form. Bei den meisten Kindern ist es eine völlig harmlose Infektionskrankheit, aber ich bin trotzdem froh, daß sie wieder gesund ist. Wenngleich, sie mit Galmeilotion bedeckt, ganz schön komisch aussah.

Dank ihrer raschen Genesung bin ich schon wieder im Büro, wo ich mit großem Spaß an drei verschiedenen Dingen gleichzeitig arbeite und hoffe, bei keinem von ihnen allzusehr zu pfuschen. Die Schichten von Normalität wieder anzulegen und festzustellen, daß sie bequem sind und immer noch passen, ist ein richtig gutes Gefühl.

Unmittelbar nach meiner Diagnose wurde ich in meinem Leben vorwärts katapultiert bis zu einem Punkt, an dem ich dachte, es sei fast zu Ende, so als wäre ich über Nacht ein alter Mann geworden. Ich habe keinen besonderen Beweis dafür, daß sich das inzwischen geändert hat, außer der Tatsache, daß ich mich immer noch stark und fit fühle.

Ich will jetzt bewußt versuchen, meiner Angst vor der Kernspintomographie dadurch zu begegnen, daß ich bereitwilliger Pläne schmiede und zu dem zurückkehre, was früher mein normales Leben war. Unsere Tochter letzte Woche zu pflegen war anstrengend, hat aber gleichzeitig Riesenspaß gemacht. Wieder an meinem Arbeitsplatz, habe ich mich dann gedanklich in das vertieft, woran ich gerade arbeite, und mir wurde klar, daß das genau die Dinge sind, die ich tun möchte. Ich habe sie auch früher schon getan, weil ich sie tun wollte, und es gibt keinen Grund, jetzt damit aufzuhören.

Da ich immer mit Tomographien und Untersuchungen werde rechnen müssen, sollte ich die Angst nicht so stark werden lassen, daß sie mich dazu verleitet, Dinge auf Eis zu legen. Das würde nämlich heißen, Zeit zu haben, um mich ständig mit meinen Sorgen zu befassen, und genau dadurch werden sie immer größer.

Der andere Grund, weswegen ich mich mit Blick auf die Untersuchung nicht mehr so elend fühle, ist die Erkenntnis, daß ich, selbst wenn alles wirklich schlecht liefe und ich nicht mehr viel länger zu leben hätte, in einer Phase des Glückes abtreten würde. Ich habe sehr lange nach der Art von Beziehung gesucht, die ich jetzt mit meiner Frau habe. Und seit unsere kleine Tochter dazukam, fällt mir überhaupt nichts mehr ein, was ich je würde ändern wollen.

Natürlich wäre es tragisch, wenn ich sie verlassen müßte, aber ich fühle mich stark genug, um zu hoffen, daß das noch nicht so bald passieren wird. Diese ganze Selbstreflexion war, nicht nur für mich, unbequem und ermüdend, aber das Ergebnis hat sich gelohnt: Ich kann jetzt hoffentlich ein besserer Vater, Kollege und Ehemann sein.

From: Eine Bewunderin, England
Ich kann Ihren Widerwillen, so viel Zeit mit Computerspielen zu verbringen, gut verstehen, hoffe aber, daß Sie nicht meinen, Sie müßten, nur weil Sie eine schreckliche Krankheit überlebt haben, den Rest Ihres Lebens ein Muster an Tugend sein. Warum sollten Sie sich nicht ein paar neue Computerspiele kaufen? Erlauben Sie sich ruhig hier und da einen kleinen Luxus! Das Leben ist ein Geschenk, an dem Sie sich erfreuen, und Sie können nichts tun, was Ihnen die Vergangenheit zurückbringt.
Ich persönlich wundere mich über das Vergnügen, das mein Mann an Computerspielen findet, aber er genießt es! Erfreuen Sie sich an Ihrer Tochter, erfreuen Sie sich an Ihrer Frau, aber erfreuen Sie sich auch an sich selbst! Viel Glück bei »Halo« (was immer das ist).

From: Deborah, Großbritannien

Ein Problem kann noch so groß sein, es kommt einem gleich weniger beängstigend vor, wenn man weiß, daß andere das gleiche durchgemacht haben. Sie tun vielen Menschen viel Gutes, indem Sie Ihre Erfahrungen mit ihnen teilen. Ich hatte einmal über mehrere Jahre hinweg gutartige Zysten und andere Knoten in der Brust. Da ich privatversichert war, holte ich mir bei jedem Knoten, den ich entdeckte, einen Termin bei einem Spezialisten in einer hiesigen Privatklinik. Dort saß ich jedesmal in dem mit dicken Teppichen ausgelegten Wartezimmer und beobachtete ängstlich die anderen Patientinnen, die in ihren schicken Kleidern so gefaßt aussahen, ihre vornehmen Zeitungen lasen (wie sie überhaupt Zeitung lesen konnten, wenn sie nur halb soviel Angst hatten wie ich, war mir schleierhaft) und sich in gedämpftem Ton unterhielten. Schließlich hatte ich das Jahreslimit meiner Versicherung für Arztbesuche erreicht und wurde Patientin beim National Health Service. Jetzt fand ich mich in schäbigen Wartezimmern wieder, die überfüllt waren mit normalen – das heißt nicht vornehm zurückhaltenden – Frauen, die mit mir *sprachen*! Der Unterschied war enorm! Ich hatte Bedenken, zum NHS zu gehen, aber jetzt, nach der Umstellung, würde ich nicht mehr zu den gedämpften Stimmen und flauschigen Teppichen zurückkehren. Steckt mich in eine Menge von Frauen, die alle im selben Boot sitzen, und mir geht es viel, viel besser. Sie erledigen einen hervorragenden Job, indem Sie als einzelner für Patienten in aller Welt eine unterstützende und kameradschaftliche Wartezimmeratmosphäre herstellen.

From: Andrew Moody, Großbritannien

Was mir auffällt, ist, wie gut es uns damit geht, nicht zu wissen, was die Zukunft bringt. Dabei haben wir alle Glück – erstens, weil wir nicht von Ihrem Problem betroffen sind, und zweitens, weil wir die Möglichkeit haben, ohne einen so schrecklichen Anlaß unsere Prioritäten im Leben zu ändern. Ich fürchte jedoch, daß wir zwar von Ihrer Erfahrung erschüttert sind, aber trotzdem nicht erfassen können, was wirklich im Leben zählt.

From: Tracey, USA
Ich habe vier Hirntumoren gehabt. Mit dieser Runde mache ich seit ungefähr achtzehn Monaten herum … der erste Tumor wurde 1991 entfernt. Ich hatte meine MR-Tomographie letzten Sonntag und warte jetzt auf die Ergebnisse. Sorgen und Ängste gibt es immer, aber diesmal sind ein paar Symptome zurückgekehrt, und ich rechne mit der Auskunft, daß ich eine weitere OP brauche … also noch mehr Streß! Ich bin nicht berufstätig, studiere aber, um mich zu beschäftigen. Ich neige dazu, die Zeit in Abschnitte von jeweils einem Semester einzuteilen … »Wenn ich dieses Semester abschließen kann, ist alles in Ordnung.« Es fällt mir schwer, weiter vorauszudenken, und deshalb weiß ich, was Sie meinen, wenn Sie sagen, daß Sie nur zögerlich Zukunftspläne schmieden. Ich rede zwar theoretisch über die Zukunft, habe aber keine Ahnung, ob ich sie wirklich erleben werde. Ich bin erst dreiunddreißig und habe keine Kinder, obwohl ich gerne welche hätte. Ich stelle mir immer wieder die Frage, ob es fair wäre, weiß aber letztlich keine Antwort darauf. Viel Glück – genießen Sie diese Zeit der Freude in Ihrem Leben, und ermutigen Sie die Menschen in Ihrer Umgebung, sie auch in ihrem eigenen Leben zu erkennen.

From: Zalie, USA
Ich habe zwei Verwandte, die beide an der aggressivsten Form von Hirntumor leiden. Es geht ihnen nicht gerade blendend, aber sie leben ein aktives, produktives Leben. Was sie beide gemeinsam zu haben scheinen, ist die offenbar kategorische Ablehnung von Statistiken. Einer von ihnen hat es mit alternativen Behandlungsmethoden probiert, der andere geht einfach seinen Weg. Ich bewundere ihre Geisteshaltung und hoffe, daß die abergläubische Angst davor, das Schicksal herauszufordern, Ihnen nicht genau diese Willensstärke raubt.

10 Die heiße Phase

Donnerstag, 6. März 2003

Am Montag hatte ich eine Kernspintomographie, um festzustellen, ob die ganze Behandlung der letzten sechs Monate etwas genützt hat. Die Ergebnisse sind noch nicht da, ich werde sie aber bald bekommen. Es ist eine Zeit großer Anspannung, aber ich versuche, mich zu beschäftigen und zuversichtlich zu bleiben, indem ich mir sage, daß ich mich fit fühle. Das muß doch ein gutes Zeichen sein.

Der Untersuchung war kurz und schmerzlos. Es war eine Magnetresonanztomographie (MRT), ähnlich der, die meiner Diagnose im letzten Jahr vorausging. MRT-Scanner setzen den Körper gewaltigen Magnetfeldern aus. Die verschiedenen Körpergewebe reagieren auf Magnetfelder leicht unterschiedlich, da sie die Grundelemente in leicht unterschiedlichen Anteilen enthalten. Aufgrund dieser verschiedenen Reaktionen kann der Scanner ein viel detaillierteres Bild von dem, was sich im Körper befindet, erstellen als ein Röntgenstrahl.

Da das Gerät mit ungeheuer starken Magnetfeldern arbeitet, darf man auf keinen Fall irgendwelches Metall am oder im Körper tragen. Mit den paar Goldfüllungen, die ich im Mund habe, bin ich noch einmal davongekommen, aber wie es scheint, könnte bereits ein bißchen Metallstaub im Auge, etwa von einem Industrieunfall, zu Problemen führen.

Die Tomographie dauerte insgesamt weniger als zwanzig Minuten. Das Abtastgerät ist ein gewaltiges zylindrisches Ding, das um eine mannsdicke Röhre installiert ist, in die der Patient hineingeschoben wird. Ich lag rücklings auf einer beweglichen Liege, und die Röntgenassistenten schoben meinen Oberkörper in das Gerät hinein. Ich kann mir gut vorstellen, daß Menschen, die unter Platzangst leiden, womöglich Schwierigkeiten damit haben, aber zu dieser Kategorie gehöre ich Gott sei Dank nicht.

Dieser spezielle Scanner hatte einen Spiegel unmittelbar vor meinen Augen, der wie ein Periskop funktionierte und mir erlaubte, an meinen Füßen vorbei nach unten zu schauen. So konnte ich sehen, wie die Röntgenassistenten im Kontrollraum umhergingen. Mit geschlossenen Augen fühlte ich mich wohler und wäre ohne weiteres eingenickt, wenn das Gerät nicht so einen Lärm gemacht hätte. Während es die verschiedenen Impulse aussendet, die es braucht, um ein vollständiges Bild anzufertigen, gibt es ein hämmerndes Geräusch von sich – nicht gerade ohrenbetäubend, aber doch ziemlich lästig.

Gegen Ende der Prozedur kam ein Radiologieassistent, um mir ein Kontrastmittel zu spritzen. Dank dieser Substanz ist der Blutfluß im Körper auf der Tomographie deutlicher zu sehen. Im Wachstum befindliche Tumoren brauchen ihre eigene Blutzufuhr und bringen den Körper irgendwie dazu, für ihre Versorgung neue Arterien wachsen zu lassen. Deshalb müssen Ärzte eine klare Vorstellung davon haben, wohin in der Umgebung des Tumors das Blut fließt.

Wenn ich bedenke, welche Bedeutung die Ergebnisse dieser Untersuchung haben, erstarre ich vor Angst. Diese Angst zu unterdrücken kostet eine Menge Energie und macht mich müde. Aber ich werde die Ergebnisse bald haben und dann wenigstens etwas genauer wissen, was auf mich zukommt.

Freitag, 7. März 2003

»Es gibt gute Neuigkeiten«, sagte mein Arzt, noch bevor meine Frau und ich in seinem Sprechzimmer Platz genommen hatten. Wir waren hergekommen, um die Ergebnisse der ersten Tomographie nach meiner ursprünglichen Diagnose zu bekommen.

Erleichtert sank ich in einen Stuhl, hielt die Hand meiner Frau und wartete auf seine Erklärung.

Er gab uns die bestmöglichen Neuigkeiten, nämlich daß mein Tumor gut auf die Behandlung angesprochen hat und geschrumpft ist. In sechs Monaten werden wir wieder eine Kernspintomographie machen, aber bis dahin brauche ich keine weitere Behandlung.

»Gehen Sie, und genießen Sie Ihr Leben«, sagte er.

Er zeigte uns die MRT-Bilder, aber ich konnte einfach nicht hinschauen, so daß meine Frau es für mich tat. Das Innere meines Kopfes sieht anscheinend immer noch nicht allzu schön aus, und das wird sich auch nicht mehr ändern. Selbst wenn der Tumor nie mehr wächst, wird er in irgendeiner Form weiter existieren. Und Tumoren von der Art, wie ich einen habe, kommen mit großer Wahrscheinlichkeit wieder.

»Sie kennen die Statistiken so gut wie ich«, meinte mein Arzt. Der Tumor *müsse* nicht unbedingt wieder wachsen, werde es aber vermutlich tun. Und dann würde ich weitere Behandlungen brauchen und der Kampf von neuem beginnen.

Doch das ist eine Sorge für die Zukunft. Für die ferne Zukunft, soweit ich es im Augenblick sagen kann. Was mir jetzt geschenkt wurde, sind sechs Monate, in denen ich keinen realen Grund habe, mir über irgend etwas den Kopf zu zerbrechen, und dazu die Aussicht, in den, wie er es nannte, »kommenden Jahren« immer noch dazusein.

Sechs Monate sind ein gewaltiger Batzen Zeit – genauso lang, wie wir bis jetzt mit diesem Krebs zu tun haben. Ich bin nun fest davon überzeugt, daß ich noch ein weiteres Weihnachtsfest, den zweiten Geburtstag unserer kleinen Tochter und all die Dinge erleben werde, die ich mich bislang nicht traute ernsthaft zu erwägen.

Ich danke all jenen von Herzen, die mir geholfen haben, die erste Runde des Kampfes zu gewinnen und ein Krebsüberlebender zu sein.

Mein Hausarzt tat genau das Richtige und schickte mich sofort ins Krankenhaus. Die Neurochirurgen stellten rasch ihre Diagnose, und das Pflegepersonal sorgte in der Zwischenzeit bestens für mich. Mein Onkologe hat ein wahres Talent, Optimismus zu verbreiten, und kennt sich obendrein in seinem medizinischen Bereich ziemlich gut aus. Therapeutische Radiologieassistenten kümmerten sich um die Planung und Durchführung der Strahlentherapie, der Hauptwaffe, um den Tumor zurückzudrängen. Das Krankenhauspersonal versorgte mich während der Chemotherapie und der Tomographie.

Meine Frau hat mir an jeder Wegbiegung Kraft und Unterstützung gegeben, und unsere Tochter war meine Inspirationsquelle. Der Rest meiner Familie hat mir immerzu Mut gemacht und ganz praktisch dabei geholfen, mein Leben zusammenzuhalten. Zahllose Freunde haben mich immer wieder daran erinnert, was für ein Glück ich habe und wofür ich am Leben bleiben muß.

Meine Redakteure und Kollegen bei der BBC haben die Rückkehr zur Arbeit für mich zu einem Vergnügen werden lassen. Und die Leserinnen und Leser dieses Tagebuchs haben mir oft die Zuversicht und Hoffnung gegeben, die ich brauchte, um einen weiteren schwierigen Tag zu überstehen.

Euch allen sei Dank.

Donnerstag, 13. März 2003

Das Ergebnis der Tomographie von letzter Woche hat mir mein Leben wiedergegeben, fürs erste jedenfalls.

Wenn dieser Eintrag veröffentlicht wird, werde ich in Deutschland sein und von der CeBIT 2003 berichten, der weltweit größten Messe für Informationstechnik. Das letzte Mal war ich sechs Wochen vor meiner Diagnose auf einer Reportagereise.

Am Wochenende haben wir angefangen, Urlaubspläne zu machen: Ostern wollen wir bei der Familie meiner Frau in Deutschland verbringen und im Mai zur Hochzeit eines Freundes nach Frankreich fahren. Ich möchte weiterhin mein Tagebuch schreiben. Runde eins ist an mich gegangen, aber gewonnen habe ich den Kampf noch lange nicht. Von jetzt an werde ich, solange es irgendwie sinnvoll erscheint, einmal im Monat statt einmal wöchentlich schreiben.

Eine Menge Leute haben mir E-Mails geschickt, in denen sie mir Tips geben, wie ich besser für mich sorgen kann. Ich werde versuchen, mehr Zeit in mein Qi Gong zu investieren, und möchte auch meine Diät wieder strenger befolgen.

Obwohl wir nichts von irgendwelchen großangelegten wissenschaftlichen Versuchen über die Auswirkung der Ernährung auf die Krebstherapie gehört haben, gehe ich davon aus, daß es nicht schaden kann, mich gesünder zu ernähren. Im Gegenteil, vielleicht tut es mir ja gut. Jemand hat mir von einem Zentrum in den USA erzählt, wo konventionelle Krebsbehandlung mit einer verbesserten

Ernährung kombiniert wird. Ich bin gerade dabei, herauszufinden, ob es etwas Ähnliches in Großbritannien auch gibt. Die Diät, die die Amerikaner vorschlagen, klingt ziemlich streng, aber keineswegs seltsam; mehr oder minder eine Entgiftungsdiät. Trotz der ganzen Behandlung habe ich immer noch Übergewicht, und ich bin sicher, daß diese Diät mir wenigstens in dieser Hinsicht helfen wird.

In den sechs Monaten seit Beginn meines Tagebuchs habe ich von so vielen Menschen erfahren, die entweder selbst mit Krebs kämpfen oder nahe Angehörige haben, die davon betroffen sind. Es ist schrecklich, daß wir eine so zerstörerische Krankheit immer noch nicht ausgerottet haben, und ich wünsche allen jenen, die Schritt um Schritt versuchen, sie auszumerzen, alles nur erdenklich Gute. Und ich hoffe, daß mein Glück ein Beweis dafür ist, daß selbst bei einigen der schlimmsten und tödlichsten Krebsarten Siege möglich sind.

From: Ricky Price, Schottland
Als ich das gelesen habe, bin ich von meinem Stuhl aufgesprungen, als hätte Dundee United im Cupfinale ein Tor geschossen! Ich freue mich riesig für Sie und Ihre Familie, Ivan – ich hoffe, daß Sie all das nicht noch einmal durchmachen müssen, und schicke Ihnen meine besten Wünsche für alles, was Sie vorhaben. Alles Gute, Kumpel!

From: Rob, England
VOLLTREFFER! Wahnsinnsneuigkeit!

From: Mal Gray, Wales
Schauen Sie weiter nach vorn – nur so kann man reisen.

From: Amy, Großbritannien
Ich weiß, Sie werden einen Haufen E-Mails wie diese bekommen, aber das ist mir egal. Ich möchte Ihnen einfach nur sagen, wie sehr

ich mich für Sie freue, die Erleichterung muß überwältigend sein. Haben Sie einen schönen Tag!

From: Julie, Großbritannien
Wie phantastisch für Sie alle! Wie viele andere habe ich die neuesten Neuigkeiten mit angehaltenem Atem gelesen und war unglaublich erleichtert für Sie und Ihre Familie! Prima, daß der NHS Sie mit seiner Pflege und seiner Fachkompetenz so vorwärtsgebracht hat. Seien Sie froh!

From: Liz Lewis, England
Ich arbeite als Gemeindeschwester im Nachtdienst in London und habe mit Interesse Ihr Tagebuch verfolgt. Heute nacht habe ich es mit Tränen in den Augen getan, denn normalerweise erfahren wir Gemeindeschwestern nur von den schlimmsten Fällen – zu hören, daß Menschen auch manchmal das Schicksal besiegen, gibt uns allen Hoffnung, und ich wünsche Ihnen, daß Sie sich so lange wie möglich guter Gesundheit erfreuen.

From: Klaus, Los Angeles
Da müssen wir uns doch alle fragen, ob wir unser Leben wirklich ganz ausschöpfen, jeden Tag so leben, als wären unsere Tage gezählt. Vor allem sollten wir uns nicht von Kleinigkeiten fertigmachen lassen. Ich glaube, daß Mut und Selbstbeherrschung uns gesund halten, und deshalb haben Sie, in Anbetracht Ihrer Geisteshaltung und Willensstärke, eine glänzende, sehr, sehr lange Zukunft vor sich!

Betrachtung – Simon Marshall

Lange Zeit habe ich mich dagegen gesträubt, irgendwelche Kommentare zu dem Tagebuch abzugeben, da ich nicht das Gefühl hatte, etwas wirklich Sinnvolles zu sagen zu haben. Schließlich habe ich doch geschrieben – ich weiß nicht genau, warum, wahrscheinlich, weil es mir letztlich auch selbst guttut.

Meine Frau und ich bekamen unseren Sohn James im Juni 2001. In seinen ersten Lebensmonaten schien er einfach ein dickes Kind zu sein, das uns zuweilen ein bißchen faul vorkam. Er machte nicht, was andere Kinder machen; so konnte er beispielsweise sein Gewicht nicht tragen und reagierte kaum auf Spielsachen. Manchmal hatte er einen Energieschub, verfiel dann aber gleich wieder in seine gewohnte Trägheit. Da uns außerdem auffiel, daß seine Augen häufig zitterten, brachten wir ihn zu unserem Hausarzt, der ihn zu einer Kernspintomographie überwies.

An demselben Abend, nur ein paar Stunden nach der Tomographie, sollten wir alle drei umgehend ins Newcastle General Hospital kommen, etwa eine Stunde Fahrzeit entfernt. Es war der 20. Dezember, aber Dinge wie Weihnachten schienen plötzlich nicht mehr soviel Bedeutung zu haben. Sie hatten einen Tumor gefunden, ein Optikusgliom, das am Sehnerv entlang und nach hinten ins Gehirn wuchs. Am Heiligabend wurde eine Biopsie vorgenommen – den ganzen Weihnachtstag über standen wir vor der Glasscheibe der Intensivstation: da lag dieser kleine Junge, der nicht einmal ein Jahr alt war.

Sie beschlossen, James einer Chemotherapie zu unterziehen – für eine Strahlentherapie war er noch zu jung. Zehn Wochen lang hatte er eine einstündige Sitzung pro Woche, dann ein Jahr lang eine pro Monat. Für die Dauer von ein paar Monaten hörte der Tumor auf zu wachsen, und als er wieder anfing, versuchten sie es mit einer anderen Form von Chemotherapie, die jedoch nicht anschlug. Die dritte Form, die sie ausprobierten, wurde gerade von einem italienischen Arzt eingeführt, der beachtliche Ergebnisse damit erzielte – jedes Kind in seiner Untersuchung wies Anzeichen von Remission auf. Nach sechs oder sieben Sitzungen zeigten Tomographien, daß James' Tumor geschrumpft war: Er war jetzt nur noch halb so groß wie am Anfang. Wir konnten uns vor Begeisterung kaum halten!

Ich denke, alle Eltern eines krebskranken Kindes, vor allem aber die eines so kleinen Kindes, werden das eine oder andere unserer Gefühle kennen. Ich erinnere mich, wie ich als erstes sagte, das sei doch völlig unmöglich, das sei doch alles gar nicht wahr. Ich erinnere mich – und es ist mir unangenehm, das zuzugeben –, daß ich den Impuls hatte, ihn in diesen Laden von Krankenhaus zurückzubringen, um einen Sohn zu bekommen, der richtig funktioniert. Für einen Vater ist das ein schrecklicher Gedanke. Fast als hätte man etwas geschaffen, was man anschließend nicht will. Wir fragten den Facharzt im Krankenhaus, ob wir irgend etwas falsch gemacht hätten. Gab es etwas an uns, was bewirkt hatte, daß James diesen Krebs bekam? Alles, was er darauf antworten konnte, war, daß wir nichts falsch gemacht, sondern einfach Pech gehabt hätten.

Das war so schwer zu ertragen – wenn wir etwas falsch gemacht hätten, hätten wir wenigstens andere Leute warnen können. Tatsächlich nahmen wir uns vor, wann immer wir eine Schwangere sähen, die rauchte oder trank, zu ihr hinzugehen und ihr zu sagen, daß sie etwas tun könne, um ihrem Kind nicht zu schaden – leider hatten wir diese Gelegenheit nie. Als Mutter oder Vater würde man alles tun, absolut alles, um dem Kind sein Leid zu nehmen. Wie oft sagten Rachael und ich, daß wir bereitwillig den Krebs an James' Stelle angenommen hätten.

Aber es gibt keine Antwort, es gibt keine Lösungen. Wir haben gelernt, solche Gefühle zu verdrängen und mit dem Alltag weiterzumachen. Die letzten drei Jahre hat sich unser ganzes Leben um James' Gesundheit gedreht. Wenn jemand eine Chemotherapie macht, ist er sehr anfällig für Infektionen, und James mußte oft auf dem schnellsten Weg wieder ins Newcastle General gebracht werden, wo Rachael dann eine Woche mit ihm blieb. Ihre Arbeit hat sie natürlich aufgeben müssen, da für uns alles so unplanbar geworden ist.

Inzwischen ist James zu einem phantastischen kleinen Jungen herangewachsen. Wir lieben ihn abgöttisch. Er entwickelt sich durchaus, ist aber unserer Meinung nach etwa ein Jahr hinter dem Stand zurück, auf dem er normalerweise jetzt wäre. Er kann »ja« und »nein« sagen, hat aber Probleme mit der Aussprache von Konsonanten. Er lernt, mit Hilfe einer Variante der Makaton-Zeichensprache zu kommunizieren. Im Augenblick lernt er zu schreien – und es ist erstaunlich, wie viele Leute feststellen, was für ein fröhliches Kind er ist. Ich träume immer noch davon, die Dinge mit ihm zu machen, die vermutlich jeder Vater gerne machen würde – im Park kicken oder zum Fußballspiel gehen –, aber da müssen wir erst mal abwarten.

Je älter er nun wird, desto größer wird die Chance, daß er eine Strahlentherapie bekommen kann, falls der Tumor erneut wachsen sollte. Sein Facharzt sagt, sein Ziel sei es, James zu einem normalen, erfüllten Leben zu verhelfen.

Er sagt, er möchte, daß James als Achtzigjähriger im Pub sitzt, sein Bierglas vor sich, und darüber plaudert, wie er als Junge Krebs hatte. Vor zehn Jahren wären sie vielleicht noch nicht in der Lage gewesen, das für ihn zu tun, aber jetzt hat er wirklich eine Chance.

11 Ein Sommer der Liebe

Dienstag, 15. April 2003

Erst fünf Wochen sind vergangen, seit ich die frohe Botschaft bekam, daß mein Tumor geschrumpft ist, und schon fällt es mir schwer, an ihn zu denken. Nun, da er keine unmittelbare Bedrohung für mein Leben mehr darstellt, verhalte ich mich so, wie mein Arzt es mir nahegelegt hat. Wir haben uns Gedanken über den Urlaub und die Zukunft gemacht.

Nicht lange nachdem ich das Ergebnis meiner Tomographie bekommen hatte, war ich zu einem informellen Gespräch bei einem anderen Spezialisten, und seine Worte waren noch beruhigender. Er schien zuversichtlich, daß ich in fünf Jahren noch am Leben sein und die Behandlungsmethoden sich bis dahin weiter verbessert haben würden.

Über diese Einschätzung war ich hocherfreut. Was mir am meisten Zuversicht gab, war seine Aussage, daß ich, wenn er alle Patienten mit dem Typ und Schweregrad meines Tumors danach aufteilen würde, wie sie sich seiner Meinung nach gesundheitlich entwickeln werden, in der Spitzengruppe läge.

Es ist äußerst unwahrscheinlich, daß mein Tumor nicht zurückkommt und mir von neuem Probleme bereitet – das liegt in der Natur des Tumortyps, den ich habe –, aber ich habe gute Chancen, daß bis dahin noch Jahre vergehen. Und dann wird es immer noch verschiedene Behandlungsoptionen geben. Meine Tochter spricht und läuft jetzt. Wenn ich ihr zuschaue und mit ihr spiele, muß ich nicht mehr das schreckliche Gefühl haben, das alles könnte bald vorbei sein.

Ich muß mir unbedingt merken, was mich die letzten sieben Monate gelehrt haben. Ich kann Termine für den nächsten Monat in meinen Kalender eintragen, ohne den Eindruck zu haben, das Schicksal herauszufordern. Und ich habe wieder meinen Namen auf der Titelseite unserer Homepage gesehen, aber diesmal hatte die Geschichte nichts mit Krebs zu tun. Das ist ein irrsinnig gutes Gefühl.

Mit so viel oft unbewußter, aber beständiger Angst zu leben war sehr ermüdend. Im Rückblick glaube ich, daß ein großer Teil der Müdigkeit, die ich während der Strahlen- und der Chemotherapie gespürt habe, eine Nebenwirkung der Angst und gar nicht so sehr der Behandlung war. Und selbst heute gibt es Tage, an denen ich nur schwer in Schwung komme, weil ich mir nichts sehnlicher wünsche, als in dem Zustand zu bleiben, der der sicherste auf der Welt zu sein scheint: im Schlaf.

Aber das Leben ist gut, und es ist jetzt um so vieles einfacher. Was ich unbedingt tun muß, außer mich jeden Tag zu einer halbwegs vernünftigen Zeit aus dem Bett zu quälen, ist, mir nach besten Kräften die Lektionen einzubleuen, die mir die vergangenen sieben Monate erteilt haben, und die wertvolle Zeit nicht zu vergeuden.

Mittwoch, 14. Mai 2003

Allmählich vergeht die Zeit wieder in fast beunruhigendem Tempo. Bevor ich im März die frohe Botschaft von meinem Tomographieergebnis bekam, war sie dahingekrochen, und das war mir durchaus recht gewesen. Jetzt verfliegt sie geradezu, vielleicht, weil ich mein Leben wieder genieße. Ich habe es geliebt, bevor ich krank wurde, und jetzt liebe ich es noch mehr.

Dennoch gibt es nach wie vor Zeiten, wo sich die Panik wieder einstellt und ich mich stillschweigend für eine vorzeitige Rückkehr des Tumors wappne. Diesen Monat gab es anscheinend gute Neuigkeiten von der Wissenschaftsfront, als eine Forschergruppe in den USA verkündete, sie sei beim Testen einer neuen Methode, meinen Tumortyp zu vernichten, bei Ratten erfolgreich gewesen. Für den Angriff auf die Krebszellen im Gehirn benutzt sie eine modifizierte Form des gemeinen Erkältungsvirus.

Andere Gruppen, auch in Großbritannien, verwenden ähnliche Methoden, darunter eine, die mit dem Diphtherietoxin arbeitet. Die Idee dahinter ist die: Man bindet ein ziemlich gefährliches Gift an etwas, was die Tumorzellen und nicht die normalen, gesunden Zellen ansteuert. Das richtig hinzukriegen ist eine ganz schön knifflige Angelegenheit, bei der es jede Menge Möglichkeiten gibt, das Gehirn ernsthaft zu schädigen. Zur Zeit sind diese Therapien alle mit Injektionen direkt in den Tumor verbunden, was natürlich weitere operative Eingriffe am Gehirn bedeutet. Einige dieser Methoden sind vom Stadium des Tierversuchs in das des Versuchs am Menschen übergegangen, aber bisher scheint keine von ihnen so zuverlässig zu sein, daß sie gesetzlich zugelassen wird.

Mir fällt es schwer, über diese Art von Forschung zu lesen. Es ist zwar großartig, daß jetzt im Moment Menschen daran arbeiten, Wege zu finden, um Tumoren wie meinen nicht nur in den Griff zu bekommen, sondern vollständig auszumerzen.

Der Fortschritt ist jedoch notgedrungen langsam, die Versuchsphasen sind lang, und wer weiß, ob und wenn ja, wann diese revolutionären neuen Therapien zur Verfügung stehen werden? Und die Pressemitteilungen, die ich lese, in denen diese Schritte beschrieben werden, enthalten grundsätzlich einen Hinweis darauf, daß das, was ich habe, als »tödlichste Form von Hirntumor« gilt.

Jedesmal, wenn ich so etwas lese, und jedesmal, wenn ich merke, daß ich Mühe habe, etwas zu lesen, weil der Tumor mein Sehvermögen beeinträchtigt, fällt mir wieder ein, was mir passiert ist. Um durchzuhalten, habe ich mir eine zerbrechliche Pyramide aus Hoffnungen und Rationalisierungen aufgebaut, die in solchen Momenten gefährlich ins Wanken gerät. Das wird sich, glaube ich, nie ändern.

Montag, 16. Juni 2003

Drei Monate sind vergangen, seit ich erfuhr, daß die erste Behandlungsphase angeschlagen hat. Als ich letztes Jahr meine Diagnose bekam, war keineswegs sicher, daß ich meinen nächsten Geburtstag noch erleben würde – etwas, was mir damals gar nicht ganz klar war.

Deshalb hatte ich, als ich kürzlich auf meinen sechsunddreißigsten Geburtstag anstieß, mehr Grund zum Feiern als die meisten anderen.

Doch es ist nicht einfach, aus vollem Herzen zu feiern, wenn die Zukunft so unsicher ist. Die Rezidivquote bei Leuten, die das gleiche haben wie ich, ist erschreckend hoch. Und ich kann mir noch so oft sagen, daß es bei Statistiken um Gruppen und nicht um Individuen geht und daß ich als noch relativ junger Mann ohne ernsthafte Symptome die bestmöglichen Aussichten habe: Der Kampf gegen die Angst reibt mich auf.

So habe ich beschlossen, zwei Tage in einem Zentrum zu verbringen, das vor dem Hintergrund eines ganzheitlichen Gesundheitskonzepts auf die Komplementärbehandlung bei Krebs spezialisiert ist. Ich habe immer gespürt, daß es neben der ganzen Behandlung, die ich bekommen habe, doch noch irgend etwas geben muß, was ich für mich selbst tun kann.

Manche der Dinge, die in den Broschüren des Zentrums beschrieben werden, tue ich bereits. Ich versuche, mich mit meinen Qi-Gong-Übungen zu stärken und zu entspannen, nehme jeden Tag einen Vitamincocktail und halte mich die meiste Zeit, selbst an Geburtstagen und im Urlaub, an eine Diät ohne Fleisch, Eier und Milchprodukte. Ich hoffe aber, daß der Aufenthalt in dem ganzheitlichen Zentrum mir helfen wird, ein Ganzes daraus zu machen und vor allem die Angst in den Griff zu bekommen.

Ob ich es nun schaffe, meine kleine Tochter achtzehn werden zu sehen, oder ob die Statistiken mich lange vorher einholen, den Rest meines Lebens möchte ich jedenfalls nicht vor Angst bibbernd unter meiner Bettdecke verbringen. Daß ich zuversichtlich bleibe, ist für mein Überleben ebenso wichtig wie für die Menschen, die mir nahestehen.

Ich schreibe mein Tagebuch jetzt einmal im Monat und hoffe, in vier Wochen das Hohelied der Selbsthilfe singen zu können.

Mittwoch, 16. Juli 2003

Unmittelbar nach meiner Diagnose wollte ich über meinen Tumor so wenig wie möglich wissen. Ich hatte solche Angst, daß ich dachte, alles, was ich darüber in Erfahrung bringen könnte, müßte zwangsläufig schlimmer sein, als was ich mir ohnehin schon ausmalte. Alles, was ich wissen wollte, war, daß etwas für mich getan werden konnte, und alles, was ich tun wollte, war, sofort mit der Behandlung beginnen.

Aber natürlich ist es nicht möglich, in völliger Unwissenheit zu leben. Fakten sickern einfach durch, und heute, mehr als zehn Monate später, nach abgeschlossener Behandlung und offenbar in Remission, kenne ich die Wahrheit. Tumoren wie meinen versuchen Ärzte nicht zu heilen, denn das ist mit heutigen Behandlungsmethoden gar nicht machbar. Statt dessen halten sie ihn unter Kontrolle und versuchen, dem Patienten ein möglichst langes, möglichst beschwerdefreies Leben zu bescheren.

Sie arbeiten mit Strahlentherapie, Chemotherapie und chirurgischen Eingriffen, um den Tumor, solange es geht, in Schach zu halten. Trotz dieser Bemühungen stirbt die Hälfte aller Patienten mit meiner Diagnose innerhalb des ersten Jahres danach. Man hat mir gesagt, daß von zehn Patienten weniger als einer fünf Jahre später noch am Leben ist. Das ist eine düstere Prognose, aber aufgrund meines jungen Alters und meines guten Gesamtzustands habe ich eine reelle Chance, einer dieser Patienten zu sein. Mir ist unbehaglich bei dem Gefühl, daß ich nichts tun kann, um mein Schicksal zu beeinflussen.

Ich bin einfach nicht bereit zu sterben, ganz und gar nicht. Es gibt Leute, die von den letzten Phasen einer Krankheit im Endstadium sprechen, von Leugnung, Zorn, Depression und Annahme, aber ich fühle mich noch nicht bereit, mit alldem anzufangen. Das Leben ist zu gut, für mich gibt es zuviel Potential, zu viele Menschen und Dinge, deren Entwicklung ich verfolgen möchte, als daß ich ans Aufgeben denken könnte.

Also fuhr ich in das Zentrum für ganzheitliche Behandlung, gespannt, ob sie dort irgendwelche konstruktiven Ideen für mich hätten. Es war ein herrlicher, entspannender Ort, und das Essen war vorzüglich. Ich verbrachte zwei Tage dort, in denen ich etwas über die Verbindung zwischen Geist und Körper und insbesondere zwischen Geist und Immunsystem hörte.

Der Grundgedanke hinter den ganzen Entspannungs-, Visualisierungs-, Heilungs- und Ernährungsmethoden schien der zu sein, daß ein entspannter, glücklicher und gut ernährter Mensch besser in der Lage ist, gegen den fortschreitenden Krebs anzukämpfen. Das erschien mir durchaus logisch, wenn auch manche dieser Methoden eher befremdlich auf mich wirkten.

Als ich wieder zu Hause war, ließ ich mir noch ein paar Folgetermine geben. Jetzt mache ich neben meinem Qi Gong jeden Tag Visualisierungsübungen und gehe einmal wöchentlich zu einem Psychotherapeuten, der mit mir zusammen herauszufinden versucht, wie ich den Streß in meinem Leben am besten auf ein Minimum reduzieren kann.

Was dabei schlimmstenfalls herauskommen kann, ist, daß ich am Ende ein bißchen entspannter und ein bißchen knapper bei Kasse bin, als ich es sonst gewesen wäre. Und wenn es mir hilft, länger und glücklicher zu leben, dann wird es die Mühe und den finanziellen Aufwand wert gewesen sein.

Natürlich werde ich in der Obhut meines Onkologen bleiben und seinen Rat befolgen, wenn es zum Beispiel darum geht, ob und wann eine weitere Chemotherapie notwendig ist. Auch in dem ganzheitlichen Zentrum hat niemand etwas anderes empfohlen. Meine größte Hoffnung ruht jedoch auf den Wissenschaftlern und Ärzten, die an Behandlungsmethoden arbeiten, mit denen mein Tumor ein für allemal zum Stillstand gebracht werden kann.

Ich muß mich stetig und gewissenhaft darum bemühen, daß es mir gutgeht, während sie hart daran arbeiten, ihre Techniken so weit zu verfeinern, daß sie für das Ergebnis ihrer Mühe eine Zulassung bekommen. Es ist nicht einfach, während all das passiert, entspannt und glücklich zu sein, aber ich muß es versuchen.

Freitag, 15. August 2003

Letztes Jahr um diese Zeit war ich in keiner besonders guten Verfassung. Ich hatte so heftige Kopfschmerzen, daß ich morgens davon wach wurde und erbrechen mußte. Ende der Woche kam ich ins Krankenhaus, und innerhalb eines Tag wußte ich, daß es in meinem Kopf ein ernstzunehmendes Problem gab.

Einige Tage und einen explorativen hirnchirurgischen Eingriff später erhielt ich die niederschmetternde Nachricht, daß ich einen äußerst bösartigen inoperablen Hirntumor habe. Noch im August kam ich wieder nach Hause, durch den Schock wie gelähmt, unfähig, mich zu konzentrieren, und von Todesangst gequält.

Das alles ist jetzt weit weg. In der Zwischenzeit habe ich eine aggressive Strahlentherapie mit anschließender Chemotherapie hinter mich gebracht, und der Tumor ist anscheinend soweit unter Kontrolle. Ich habe darum gerungen, einen Weg zu finden, wie ich weitermachen kann.

Der Schock saß erst einmal so tief, daß ich nur das Allernötigste über meinen Zustand wissen wollte. Ich hatte schreckliche Angst, irgend jemand würde mir sagen, daß ich sterben müßte. Aber es war unmöglich, auf Dauer den Kopf in den Sand zu stecken, und die Wahrheit kam kleckerweise zutage. Die Erkenntnis, wie gering die statistische Chance ist, drei oder sogar fünf Jahre zu überleben, erwies sich dann als seltsamer Trost. Ich hatte sie mir nämlich noch geringer vorgestellt. Tatsache ist, daß sie zwar nicht toll, aber auch nicht gleich null ist, und das ist alles, was zählt. Wenn einer von zwölf Patienten überlebt, werde ich dieser eine sein. Mit der Hilfe meiner Frau, meiner kleinen achtzehn Monate alten Tochter und einiger Profis habe ich langsam wieder zu leben gelernt.

Es ist nicht leicht, angesichts einer so furchtbaren Unsicherheit ein unbeschwertes Leben zu führen, aber es ist möglich. Unsere Kleine ist von einem Säugling zu einer eigensinnigen, willensstarken, selbständigen Person herangewachsen, die genau weiß, was sie will, und das auch immer besser zum Ausdruck bringen kann.

Und letztlich habe ich mich mit dem Gedanken abgefunden, daß ich einfach nicht weiß, was die Zukunft für mich bereithält, und daß das einzige, was ich gut oder schlecht meistern kann, die Gegenwart ist.

Im Augenblick arbeite ich Vollzeit, genieße dabei die langen Tage und das Sommerwetter in London und freue mich darauf, morgen einen Tag mit meiner Familie am Meer zu verbringen. Über das, was mir widerfahren ist, habe ich fast unmittelbar nach meiner Rückkehr aus dem Krankenhaus zu schreiben begonnen, zunächst jede Woche und dann, nach den ersten Erfolgsnachrichten über meine Behandlung, einmal im Monat.

Im Rückblick fallen mir Gründe dafür ein, warum ich so erpicht darauf war, dieses Tagebuch zu schreiben, aber damals wollte ich es eher aus einer Art Instinkt heraus tun – dem Bedürfnis, weiterzumachen und zu versuchen, aus etwas Schlechtem etwas Gutes entstehen zu lassen.

Jetzt werde ich mit dem Schreiben aufhören.

Ich hoffe, das vollbracht zu haben, was ich mir vorgenommen hatte. Es gab viele freundliche E-Mails von Leuten, die sagten, daß das, was ich geschrieben habe, ihnen geholfen hätte; sie könnten Menschen, die ihnen nahestehen und ähnliches durchmachen, nun viel besser verstehen.

Was die Zukunft auch bringen mag, meine Krebsdiagnose hat nicht das Ende meines Lebens bedeutet. Ich muß jetzt einfach in Hoffnung und Angst ruhig weiterleben, ein guter Ehemann und Vater sein und alles, was das Leben mir noch zu bieten an, in vollen Zügen genießen.

12 Schon wieder ich

Donnerstag, 6. November 2003

Ich hatte so sehr gehofft, wenn schon nicht nie wieder, so doch wenigstens nicht so bald nach meinem Abschied wieder einen Grund zu haben, das Tagebuch weiterzuschreiben. Doch leider kam alles anders.

Im August war ich schon seit vielen Monaten in Remission, fühlte mich topfit, hatte seit Januar wieder gearbeitet und war nur hin und wieder von Zukunftsängsten geplagt worden. Jetzt habe ich ein ernsthaftes Problem und brauche eine Operation, um es aus der Welt zu schaffen.

Ungefähr drei Wochen war mir irgendwie seltsam zumute. Ich fühlte mich leicht benommen, es fiel mir schwerer als sonst, meinen Computerbildschirm zu erkennen, und mit der Konzentration haperte es auch.

Alles halb so schlimm, dachte ich, und nach ein paar Tagen zu Hause fühlte ich mich schon ein wenig besser. Aber mein Onkologe bestellte mich zu einer weiteren Tomographie, die ohnehin gemacht werden sollte, und ich war fassungslos über das, was er sagte. Um meinen Tumor herum habe sich ein wäßriges Zeug gebildet, und es sehe so aus, als sei zumindest ein kleiner Teil des Tumors aktiv und wieder im Wachstum begriffen.

Ohne Operation wird der Druck in meinem Kopf einfach zunehmen und meinem Gehirn noch größeren Schaden zufügen, als es ihn bereits letztes Jahr erlitten hat. Ich bin aber zuversichtlich, was die Erfolgschancen der Operation betrifft. Wenn alles gut läuft, könnte ich schon bald wieder in Remission sein; möglicherweise ist der Tumor dann weg und sein Wachstum für lange Zeit fest unter Kontrolle.

Am Dienstag hatte ich einen Termin bei dem Chirurgen, der die Operation durchführen wird, und er sagte viele vertrauenerweckende und ermutigende Dinge. Der Tumor sitze leicht zugänglich an der Hinterseite meines Kopfes, meinte er, und habe keine lebenswichtigen Strukturen in unmittelbarer Nachbarschaft. Dabei hatte ich mich die ganze Zeit der Illusion hingegeben, mein ganzes Gehirn sei eine lebenswichtige Struktur.

Das wäßrige Zeug um den Tumor herum dürfte es leichter machen, ihn von meinen gesunden Gehirnzellen zu trennen. Und wenn erst einmal alles entfernt ist, wird der Chirurg den in meinem Gehirn frei gewordenen Platz mit einer Substanz füllen, die unmittelbar an jedes übriggebliebene Stückchen Tumor ein hochwirksames Arzneimittel abgeben wird. Das ist eine ziemlich neue Methode, und ich habe Glück, daß sie mir zur Verfügung steht.

Die Operation ist am 17. November, und wenn alles gutgeht, werde ich rechtzeitig aus dem Krankenhaus zurück sein, um eine Woche später unseren ersten Hochzeitstag zu feiern.

Ich werde eine ordentliche Narbe zum Angeben haben und dazu Titanklammern, die meinen Hinterkopf zusammenhalten werden. Schön werde ich damit nicht aussehen, aber ich hoffe und glaube wirklich, daß es gut für mich sein wird.

Ich will noch so viel erleben.

Freitag, 14. November 2003

Ich bin wieder im Krankenhaus, ein bißchen früher als erwartet.

Die Operation, mit der versucht werden soll, meinen Tumor zu entfernen und den Druck in meinem Gehirn zu senken, ist immer noch für Montag vorgesehen. Letzten Mittwoch hatte ich allerdings so schlimme Kopfschmerzen bekommen, daß der Chirurg beschloß, mich zur Beobachtung aufzunehmen. Ich hatte den vielleicht etwas zu ehrgeizigen Plan gehabt, an der Geburtstagsparty eines alten Freundes in Berlin teilzunehmen und dann zu der Operation zurückzufliegen.

Der Grund für die Kopfschmerzen war ein ziemlich ärgerlicher Fehler. Seitdem sich mein Zustand verschlechtert hat, nehme ich ein Steroid namens Dexamethason. Es hat zwar ein paar unheimliche Nebenwirkungen, dämmt aber sehr gut Schwellungen ein und verschafft mir einen schmerzfreien Kopf.

Fast die ganzen letzten zwei Wochen habe ich jedoch ein völlig falsches Medikament genommen! Der hiesige Apotheker hatte mir etwas mit einem sehr ähnlich klingenden Namen gegeben. Dieses Medikament hatte überhaupt keine Wirkung auf meinen Kopf, wäre aber genau das richtige gewesen, wenn ich Bluthochdruck gehabt hätte. Wie ich inzwischen weiß, passiert so etwas häufiger, als man denkt.

Nach alldem erlebe ich jetzt eindeutig die Ruhe vor dem Sturm. Von meinem Bett aus kann ich das sich drehende »London Eye« und die Flugzeuge im Landeanflug auf Heathrow beobachten. Ich liege im achten Stock, und eben ist ein Vogelschwarm auf der Höhe meines Fensters vorbeigeflogen.

Gerade habe ich den ersten Schwung Tabletten mit einer Tasse Tee hinuntergespült.

Bevor ich ins Krankenhaus kam, hatte ich ein paar arbeitsreiche Tage.

Immer wieder hatte ich mich davor gedrückt, mein Testament zu machen und Briefe an meine Familie zu schreiben. Diese Woche habe ich das nun endlich nachgeholt und fühle mich jetzt richtig erleichtert. Ich habe großes Vertrauen in die bevorstehende Operation, aber angesichts der Tatsache, daß jede Operation ein kleines Risiko birgt, käme es mir dumm vor, völlig unvorbereitet zu sein. Ich habe jedem meiner nächsten Familienangehörigen geschrieben und für meine Tochter einen Film gedreht. Es ist ein sehr schwieriges und schmerzvolles Unterfangen, zu versuchen, alles, was man seiner heranwachsenden Tochter in Zukunft wird sagen wollen, in einen weniger als zehn Minuten langen Film zu pressen. Ich hoffe, sie wird ihn nie sehen.

Ich werde nach der Operation wieder schreiben.

Donnerstag, 20. November 2003

Ich habe meine zweite Gehirnoperation gehabt, eine wesentlich aufwendigere Prozedur als beim letzten Mal. Soweit ich weiß, scheint sie ein Erfolg gewesen zu sein. Viel von dem üblen Zeug, wenn nicht gar alles, ist jetzt weg.

Mich hat dieses Erlebnis jedoch geschwächt, erschüttert und ausgelaugt. Ich hoffe, daß ich am Freitag gehen darf. Zu unserem Hochzeitstag am Sonntag möchte ich schrecklich gern zu Hause sein. Das wird vermutlich eine eher beschauliche Angelegenheit.

Ich muß mich jetzt unbedingt beruhigen, mich entspannen und langsam wieder auf die Beine kommen. Allerdings ist es mit der Ruhe nicht weit her, wenn man sich dauernd fragen muß, was die Zukunft wohl bringen wird. Ich habe die Tatsache, daß ich einen Rückfall hatte, noch nicht verkraftet. Die Art von Tumor, die ich habe, neigt zwar zu Rezidiven, so daß meins gar nichts Ungewöhnliches war. Dennoch habe ich offensichtlich darauf gehofft, daß es erst viel später kommen würde.

Es fällt mir schwer, nicht mit Zeit zu handeln. Wenn ich es bis Mitte Januar schaffe, sage ich mir, wird unsere Kleine zwei Jahre alt sein. Das nützt nichts, aber anscheinend kann ich es nicht lassen. Ich muß jetzt ein langsames, stetiges Tempo einhalten, mich ausruhen und meine Übungen machen.

Montag, 24. November 2003

Ich bin aus dem Krankenhaus zurück und quietschfidel. Es tut mir leid, daß ich in meinem letzten Beitrag so einen sentimentalen Ton angeschlagen habe. Zwei Tage nach der Operation war ich wirklich zittrig, durcheinander und verängstigt, und dann lichtete sich plötzlich alles.

Ich mußte den Tatsachen ins Auge sehen. Ich werde nicht ewig leben, und für das, was ich habe, gibt es keine Heilung.

Aber das ist jetzt überhaupt nicht wichtig. Wichtig ist, daß wir mit meinem Rezidiv fertig geworden sind. Mein Tumor wurde entfernt und eine Versicherung in Form einer unmittelbar im Gehirn ansetzenden Chemotherapie abgeschlossen. Das ist ein brandneues Verfahren, das es in Großbritannien noch gar nicht lange gibt. Mir geht es hervorragend, und das Innere meine Kopfes ist in einem besseren Zustand als die ganzen letzten zwei Jahre. Über das Ausbleiben eines Operationstraumas bin ich überrascht und erfreut. Ich hatte wirklich Angst vor dieser Operation.

Das Abreißen des Pflasters, das die Anästhesiekanülen an meinem behaarten Arm festgehalten hatte, tat mir am meisten weh. Für den postoperativen Schmerz brauche ich nur Paracetamol.

Diese Runde war viel einfacher, als ich erwartet hatte, und die Versorgung im Krankenhaus war erstklassig. Jetzt muß ich wieder zu Kräften kommen und das Vertrauen in meine Fähigkeit, mich frei im Raum zu bewegen, zurückgewinnen. Mein Sehvermögen hat sich als Folge des Rezidivwachstums merklich verschlechtert. Daran muß ich mich gewöhnen und eine Form der Kompensation finden. Ich will mich nach einem Sehtraining erkundigen, falls es so etwas gibt.

Außerdem muß ich auch zu einer gesunden Diät zurückfinden (der China-Fast-food-Faktor hat sich nämlich wieder eingeschlichen) und die ganzen Übungen und die Meditation wiederaufnehmen, die ich vor diesem Akt des Dramas gemacht habe.

Meine gute Stimmung wird noch durch die Tatsache verstärkt, daß wir gerade unseren ersten Hochzeitstag gefeiert haben. In einem Café, in dem wir vor der Geburt unserer Tochter oft waren, haben wir Kuchen gegessen und sind danach früh ins Bett gegangen. Das Leben ist wirklich schön, und ich bin froh, daß mir wieder einmal klargeworden ist, was für ein Glück ich habe.

From: Tabitha, Großbritannien
Ich habe die neuesten Nachrichten von Ihnen sehr bedauert – aber bleiben Sie am Ball. Ich weiß, daß Sie das mit dem Kampfgeist, den Sie bisher bewiesen haben, auch durchstehen werden. Denken Sie daran, Titan ist zur Zeit sehr modern!

From: Di, England
Viel Glück, Ivan. Nach dem Brustkrebs steht mir jetzt eine OP bevor, in der meine Brust wieder aufgebaut werden soll. Nachdem ich Ihre Reise soweit verfolgt habe, weiß ich genau, was Sie durchgemacht

haben. Ich umarme Sie auf elektronischem Weg und schicke Ihnen und Ihrer Familie meine Gebete – sehen Sie's einfach so: Wir werden beide zusammen aus der Narkose erwachen!

From: Jason Bright, Großbritannien
Als Vater eines achtzehn Monate alten Mädchens kann ich mir den Streß, den Schmerz und die Sorgen, die Sie durchmachen, gut vorstellen. Ich hoffe, die OP ist erfolgreich und versetzt Sie in die Lage, so schnell wie möglich zu Ihrer Familie zurückzukehren.

From: Pete Kaiser, Großbritannien
Ich hoffe, daß ich, falls und wenn ich je in meinem Leben mit einer Tatsache diesen Ausmaßes konfrontiert bin, ebensoviel Charakterstärke, Optimismus und Zuversicht an den Tag legen werde, wie Sie das tun. Entschuldigen Sie sich nicht, wenn Sie mal sentimental klingen – Sie haben die ganze Zeit so darüber geredet, wie es eben ist, mit allen Hochs und Tiefs. Kämpfen Sie weiter, bewahren Sie sich Ihr Lächeln, und haben Sie weiterhin viel Freude mit Ihrer Familie und Ihrem Leben.

From: Zoe, Japan
Ich bin froh, daß Sie wieder aus dem Krankenhaus sind und es Ihnen bessergeht. Aber Sie brauchen sich doch nicht dafür zu entschuldigen, daß Sie sich niedergeschlagen fühlen – es ist normal und menschlich, gute und schlechte Tage zu haben. Versuchen Sie einfach weiterhin, sich auf das Positive zu konzentrieren, und genießen Sie das, was Sie gerade tun. Wie es klingt, tun Sie das ja bereits. Herzlichen Glückwunsch zum Hochzeitstag!

13 Angst zu fliegen

Freitag, 5. Dezember 2003

Seit zwölf Tagen aus dem Krankenhaus, und meine Hochstimmung hält an. Mir geht's richtig gut, und alle Welt ist erstaunt darüber, wie schnell ich mich von der Operation erholt habe.

Ein bißchen nervös war ich schon vor dem Folgetermin bei dem Chirurgen am Dienstag; ich fürchtete, er könnte mir Laborergebnisse mit unangenehmen Überraschungen präsentieren. Es gab jedoch nichts, worüber man sich hätte Sorgen machen müssen. Er sagte mir, ich könne nach Hause gehen, Weihnachten genießen und Ende Januar zu einer Kernspintomographie wiederkommen. Dann würde man sehen, wie alles sich beruhigt hat.

Offen gesagt, amüsiere ich mich zur Zeit prächtig. Jeden Tag passiert etwas Interessantes. Ständig treffe ich mich mit jemandem zum Mittagessen oder zum Tee. Meine Frau und meine Mutter haben mich schon daran erinnert, daß ich eine schwere Operation hinter mir habe und alles langsam angehen lassen soll, aber das kann ich nicht. Die Zeit ist kostbar, und ich kann nicht zu Hause sitzen, lesen und Tee trinken.

Schon bald kann eine Zeit kommen, in der ich nicht

mehr in der Lage sein werde, allein einzukaufen und bei Freunden im Büro vorbeizuschauen.

Wenn ich ehrlich bin, weiß ich, daß es schon nächstes Jahr soweit sein kann. Deshalb ist einstweilen noch keine Ruhepause angesagt.

Dieses Wochenende höre ich auf, die Steroide zu nehmen, die den Tumor unter Kontrolle halten sollen. Das wird mich vielleicht etwas beruhigen.

Natürlich habe ich angefangen, verschiedene Reisen zu planen, zuerst nach Leeds, um mit meiner Tochter zusammen meine Eltern zu besuchen, dann, noch vor Weihnachten, für drei Nächte mit ein paar alten Freunden nach Wales. Weihnachten selbst wollen wir diesmal zu Hause verbringen. Das wird unserer Kleinen gefallen, jetzt, wo sie fast zwei ist. Letztes Jahr hatten wir keinen Christbaum und nichts, aber ich glaube, dieses Jahr ist das ein Muß. Außerdem haben wir vor, nach Bayern zu fahren, um mit deutschen Freunden Silvester zu feiern und, wenn wir Glück haben, auch Schnee zu sehen.

Angeregt durch die E-Mail von jemandem, der vor kurzem dieses Tagebuch gelesen hat, habe ich meine Entscheidung vom letzten Jahr, Einzelheiten meiner Diagnose nicht zu veröffentlichen, noch einmal überdacht. Ich hatte sie damals für mich behalten, weil ich, als ich über die Schicksale anderer Krebspatienten las, einen Schrecken bekam, den ich niemandem sonst zumuten wollte.

Mittlerweile denke ich, das war falsch, und es würde anderen Tumorpatienten eher helfen, zu wissen, was ich habe, wenn sie dessen Schweregrad einschätzen wollen. Deshalb hier meine Diagnose: Ich habe ein Gliom Grad IV, auch Glioblastoma multiforme genannt, in meiner linken Okzipitalregion (Sehrinde).

Im August 2002 wurde bei einer Biopsie Flüssigkeit daraus entnommen, es wurde mit einer Dosis von 60 Gray bestrahlt, und danach hatte ich vier Temozolamid-Zyklen;

das alles verschaffte mir eine Remission bis Oktober 2003, als man mir mitteilte, daß der Tumor mitsamt einer neu gewachsenen Zyste operativ entfernt werden müsse. Zu diesem Zweck wurde eine Kraniotomie vorgenommen, in deren Verlauf der Chirurg Gliadel-Plättchen einsetzte, ein Verfahren, bei dem ein hochwirksames Chemotherapeutikum unmittelbar an das Hirngewebe abgegeben wird.

Es ist wirklich bemerkenswert, was für jemanden mit dem höchsten Tumorgrad, wie ich es bin, getan werden kann. Fünfzehn Monate nach der Diagnose laufe ich vollkommen normal herum, mit einem Lächeln auf den Lippen und der festen Überzeugung, daß in mir noch eine ganze Menge drinsteckt.

Donnerstag, 11. Dezember 2003

Über das Wochenende habe ich mit der Einnahme von Steroiden aufgehört – das ist vielleicht ein gutes Gefühl! Das Medikament, das ich genommen hatte – Dexamethason –, ist hervorragend dazu geeignet, die Art von Schwellung unter Kontrolle zu halten, die sich vor der Operation im letzten Monat in meinem Kopf gebildet hatte. Die Nebenwirkungen sind aber auch nicht ohne.

Mein Hauptproblem bestand darin, daß ich dauernd ein Gefühl der Unruhe und Ungeduld verspürte und nachts nicht länger als vier oder fünf Stunden schlafen konnte. Steroide wie Dexamethason muß man langsam absetzen, und das scheint mir gelungen zu sein.

Vor Mitternacht schlafen zu gehen und kurz vor acht von meiner Tochter geweckt zu werden, statt um zwei einzuschlafen und um sechs von selbst aufzuwachen, ist eine Wohltat. Jetzt hacke ich nicht mehr wie Margaret Thatcher zu nachtschlafender Zeit auf meinem Computer herum, und mein Bruder in Hongkong bekommt keine nächtlichen E-Mails mehr.

Mit anständigem Schlaf stellt sich insgesamt ein Gefühl von Normalität ein. Normalität, das Gefühl, zu Hause zu sein und zu wissen, was man als nächstes tut und was vermutlich als nächstes passieren wird, ist etwas sehr Wertvolles.

Mittlerweile erledige ich ganz praktische Dinge. So versuche ich gerade, meine Finanzen in Ordnung zu bringen, wobei das Ziel darin besteht, dem Finanzamt, wenn ich mich schließlich verabschiede, sowenig Geld wie möglich zu schenken. Ich war bei einem Vermögensberater, der mir die Augen darüber öffnete, wie wenig ich von Geld verstehe und was für ein katastrophales Durcheinander ich anrichten würde, wenn ich die Finanzen selbst regeln würde. Eines wird hier ganz klar: Ich bin besser im Ausgeben als im Sparen. Meine Frau weiß das schon lange, nur ich wollte es nicht zugeben.

Meine Arbeitskollegen ließen mir, als ich im Krankenhaus lag, ein sehr großzügiges Geldgeschenk zukommen, das ich für eine zusätzliche Festplatte für meinen Mac verwendet habe; jetzt kann ich das Video schneiden, das wir bei der Geburt unserer Kleinen gedreht haben. Es macht großen Spaß, das alles zusammenzuschneiden und zu betiteln, wenngleich ich dabei schmerzlich feststellen muß, was für ein miserabler Videofilmer ich bin.

Wenn ich auf die vergangenen zwei Jahre zurückblicke, wird mir bewußt, wie langsam die Zeit für mich vergeht. Obwohl meine Tochter noch keine zwei ist, kann ich mir fast nicht mehr vorstellen, wie das Leben ohne sie war, und selbst Dinge, die erst vor einem Jahr passiert sind, kommen mir vor, als lägen sie schon vier oder fünf Jahre zurück. Die Leute sagen zu mir: »Ist das wirklich schon ein Jahr her?«, wenn sie hören, daß ich vor einem Jahr geheiratet habe, aber für mich fühlt es sich viel länger an.

Das hängt sicher mit dem Streß und dem Ausmaß des Dramas und der Krise zusammen, die wir durchgemacht haben. Und es ist eine große Beruhigung, zu wissen, daß Wochen einem wie Monate und Jahreszeiten wie Jahre vorkommen können. Das muß man genießen, wenn Zeit ein unsicherer Faktor geworden ist.

Montag, 22. Dezember 2003

Ich habe viel Zeit mit einer meiner Lieblingsbeschäftigungen zugebracht: Ich habe einen neuen Computer ausgepackt und eingerichtet. Zum Glück für unser Familienbudget ist es nicht meiner. Ein Freund hat ihn zum vierzigsten Geburtstag geschenkt bekommen und mich gebeten, ihm damit zu helfen. Darüber war ich natürlich hocherfreut. Ich installiere für mein Leben gern Software auf einem brandneuen Gerät und noch dazu auf einem so unglaublich schnellen.

Die restliche Zeit habe ich weitgehend auf die Lektüre eines Buches verwendet, das ein anderer Freund mir geliehen hat. Es ist die Autobiographie eines Spitfire-Piloten aus dem Zweiten Weltkrieg. Normalerweise interessiert mich so etwas nicht, aber da mein Freund auch durch die harte Schule einer Krebserkrankung gegangen ist und ihm sehr viel daran lag, dachte ich, ich könnte es ja mal damit versuchen.

Das Buch heißt *First Light* von Geoffrey Wellum. Es ist eine großartige Erzählung, aber ich glaube, was wir beide, abgesehen davon, daß es eine gute Abenteuergeschichte ist, aus der Lektüre gezogen haben, war die Möglichkeit, das Leben mit den Augen von jemandem zu sehen, der nicht erwartete, sehr lange zu leben. Dem Autor gelingt es, die Furcht, aber auch die Freude und den Frieden zu vermitteln, die er in der Luft empfindet. Ich möchte den

Vergleich zu dem, was ich durchmache, nicht überstrapazieren, aber manche seiner Aussagen konnte ich sehr gut nachvollziehen.

Der Furcht werde ich nie ganz entrinnen können, aber sie muß mein Leben nicht beherrschen, auch wenn ich schreckliche Angst habe, über die Zukunft nachzudenken. Ich habe gelernt, mit der Angst umzugehen und sie die meiste Zeit zu verdrängen. Wovor ich mich fürchte, ist die unbekannte Zukunft. Ich brauche mich also nur so zu beschäftigen, damit ich zuviel im Kopf habe, um an die Zukunft zu denken.

Das funktioniert tatsächlich.

Mir ist aufgefallen, daß ich nie Angst verspüre, wenn ich so etwas tue wie meine Tochter zu wickeln oder das Abendessen zu machen. Dinge wie Qi Gong und Meditation haben den gleichen Effekt. Sie bringen mich auf andere Gedanken und geben mir etwas, worauf ich mich konzentrieren muß.

Mir fällt es nicht schwer, meine Zeit auszufüllen, auch wenn ich im Moment nicht arbeite. Ich verschlinge Bücher in einem irrsinnigen Tempo. Meine Sorge war immer, solche Aktivitäten könnten bedeuten, eine Lüge zu leben und meinen Zustand einfach zu ignorieren, aber so ist es nicht. Es geht vielmehr darum, jetzt eine gute Zeit zu haben und die Sorgen über das, was danach kommt, zum Teufel zu schicken.

Donnerstag, 25. Dezember 2003

Es war eine unangenehme Woche, aber ich freue mich trotzdem, daß Weihnachten ist.

Vor ein paar Wochen habe ich über das Absetzen der Steroide geschrieben, die ich damals nahm, um die von der letzten Operation zurückgebliebene Schwellung unter

Kontrolle zu bringen. Es scheint nun, als hätte ich sie zu schnell abgesetzt. Ich habe eine Woche grausiger Kopfschmerzen hinter mir und damit auch eine Woche quälender Fragen.

Jeden Tag bin ich mit einem Druck in der linken Kopfhälfte, hinter meiner Narbe, und einem seltsamen Fleck quer über meinem linken Gesichtsfeld wach geworden. Es ist immer schwer zu entscheiden, was man in einer solchen Situation am besten macht. Das vernünftigste ist natürlich, den Arzt anzurufen und ihn um Rat zu fragen. Doch angesichts der Tragweite dessen, was er mir vielleicht sagen würde, möchte ein großer Teil von mir lieber zuwarten und sehen, was passiert, und hoffen, daß es vorbeigeht. Und seltsamerweise haben meine kleinen Beschwerden die Angewohnheit, auf einen Feiertag zu fallen.

Ich hasse es, auf Tomographietermine und Untersuchungsergebnisse zu warten; deshalb brauche ich immer ein paar Tage, bis ich all meinen Mut zusammengenommen habe, um die Nummer des Arztes zu wählen. Diesmal habe ich angerufen, nachdem ich mich eine Woche lang mit dem Unbehagen arrangiert hatte. Die Auskunft war gar nicht mal so schlecht. Ich brauchte noch nicht sofort eine Tomographie, müsse nur noch mal für eine Weile Steroide nehmen und hoffen, daß sich alles bald beruhigt.

Am besten wäre es gewesen, wenn die Schwellung nach der Operation schnell abgeklungen wäre. Aber selbst wenn es etwas länger dauert und ich mich mit den Nebenwirkungen der Medikamente, vor allem dem Hang zur Hyperaktivität, würde abfinden müssen, spielt das im ganzen gesehen keine große Rolle. Die geplanten Reisen nach Deutschland und Schottland im neuen Jahr soll ich, so mein Arzt, trotzdem unternehmen.

Die einzige Sorge, die mich heute umtreibt, ist die Frage, was mit dem Beagle-2-Lander auf dem Mars passiert ist. Ich war fasziniert von dem, was meine Kollegen über die

Mission geschrieben haben. Der kleine Landeroboter hat so viele Hindernisse überwunden, daß ich kaum glauben kann, daß er an der letzten Hürde gescheitert sein soll.

Ich werde ganz bestimmt aufbleiben, um zu sehen, ob das zweite Signal am Weihnachtsmorgen kommt, und sämtliche Daumen drücken, damit der Lander sicher auf der Marsoberfläche aufsetzt.

Betrachtung – Joe Lister

Meine Schwester Jessica war eine hochqualifizierte fünfundzwanzigjährige Ärztin, als sie eines Tages merkte, daß irgend etwas nicht in Ordnung ist. Lange zuvor hatte sie sich selbst die Diagnose multiple Sklerose gestellt, aber das war es nicht – eine Computertomographie zeigte, daß sie in Wirklichkeit einen hühnereigroßen Hirntumor hatte. Ihre Ärzte waren sich unschlüssig, welche Behandlung ihr am ehesten helfen würde, und da sie selbst die möglichen Folgen eines chirurgischen Eingriffs kannte, dauerte es acht Monate, bis sie sich operieren ließ. Da der Tumor so groß war, hatte sie nach der Operation auf der linken Seite fast kein Gefühl mehr, und als Persönlichkeit hatte sie irgendwie ihre Konturen verloren.

Für meinen Bruder und mich war sie immer die große Schwester gewesen, und so mußten wir plötzlich in Riesenschritten erwachsen werden. Ich verspürte vor allem die Notwendigkeit, mich um meine Eltern zu kümmern, denn sie selbst kümmerten sich mit ihrer ganzen Kraft um Jessica. Und obwohl sie versuchte, für uns alle so stark zu sein, wie sie es immer gewesen war, habe ich inzwischen ein bißchen von dem herausgefunden, was sie damals wirklich beschäftigte.

Nach ihrem Tod las ich einige ihrer Tagebücher aus dieser

Zeit. Nach außen hin hatte sie versucht, ihr Leben so normal wie möglich zu führen, aber innen drin hatte sie große Angst gehabt. Sie war von Panikattacken geplagt worden und hatte sich verzweifelt gefragt, was eigentlich los war. An manchen Tagen war sie so in Panik geraten, daß sie nicht gewußt hatte, wie sie morgens aufstehen sollte.

Das war ein richtiger Schock für mich. Ich hatte meine Schwester nie sagen hören, daß sie Angst hatte. Man meint, seine Geschwister in- und auswendig zu kennen, aber wenn so etwas passiert, merkt man, daß das nur ein Teil von ihnen ist – die Person, die sie im Freundeskreis oder in ihren Beziehungen sind, kennt man wahrscheinlich gar nicht. Ihre dunkelsten Ängste bleiben einem mit ziemlicher Sicherheit verborgen.

Ich wünschte, ich hätte mit ihr mehr über ihre Gefühle gesprochen, aber andererseits wird einem immer wieder gesagt, man solle Menschen, die mit einem Tumor fertig werden müssen, nicht anders behandeln, als man es sonst tun würde. Also neigt man dazu, ihre Ängste nicht zu schüren – auf jeden Fall möchte man stark sein für sie, sie nicht herunterziehen. Im Rückblick wünschte ich jedoch, ich hätte mehr mit ihr geredet. Wie so viele Leute in dieser Situation glaubte ich einfach, uns bliebe noch mehr Zeit. Ich dachte allerdings nicht, daß sie so schnell sterben würde.

Das ist einer der Gründe, warum ich Ivan im März 2003 geschrieben habe. Ich erzählte ihm, wie ich auf Jessicas Tagebücher gestoßen und wie erstaunt ich war, als ich entdeckte, daß sie ebenso menschlich und ängstlich gewesen war wie die, die sie liebten. Briten, und dazu zählt auch meine Familie, haben oft Schwierigkeiten, freiheraus zu sprechen, und so hatte ich irgendwie das Gefühl, die Lektüre von Ivans Tagebuch hätte mir geholfen, einen Einblick in das zu gewinnen, was Jessica vielleicht gefühlt hat.

14 Noch ein Neuanfang

Donnerstag, 15. Januar 2004

Am Donnerstag wird meine kleine Tochter zwei. Während ich schreibe, wird eine große Erdbeertorte gebacken. Und angesichts ihrer derzeitigen Leidenschaft für Feuerwehrautos ist mir völlig klar, was sie morgens auspacken wird.

Als ich meine Diagnose bekam, war sie gerade sechs Monate alt. In den vergangenen anderthalb Jahren stand sie im Zentrum meiner Ängste, und das war nicht gerade einfach. Doch mit all ihrem Charme, ihrer Neugier, ihrer Fröhlichkeit und ihrem Lachen hat sie mich ausgesprochen glücklich gemacht, und ich empfinde immer wieder Dankbarkeit dafür, daß sie ein Teil unseres Lebens ist.

Den Jahreswechsel haben wir in Bayern verbracht, wo sie mit richtigem Schnee spielen und Schlitten fahren konnte. Bayern im Schnee sah aus wie eine Ansichtskarte, und das Essen dort war unwiderstehlich.

Die größte Neuigkeit ist jedoch, daß unsere Tochter eine Schwester bekommen wird. Meine Frau ist im dritten Monat schwanger, und der Arzt, der den Ultraschall in der zwölften Woche durchführte, war sich ziemlich sicher, daß das Baby ein Mädchen ist. Natürlich bin ich vollkommen aus dem Häuschen.

Dennoch war die Nachricht im ersten Moment schwer zu verdauen, kam sie doch genau zu dem Zeitpunkt, als ich erfuhr, daß ich ein Rezidiv hatte und operiert werden mußte, was ja dann im November passierte.

Die Entscheidung darüber, ob wir versuchen sollten, noch ein Kind zu bekommen, fiel uns nicht leicht. Mich quälte die Frage, ob es richtig war, ein Kind in die Welt zu setzen in dem Wissen, daß es sich, wenn die Statistiken in meinem Fall recht behielten, nicht an seinen Vater würde erinnern können. Auch die Frage, wie meine Frau zurechtkäme, wenn ich vor oder bald nach der Geburt sterben würde, trieb mich um.

Gleichzeitig hatte ich jedoch gefühlsmäßig den starken Wunsch, den Tod mit dem Leben zu bekämpfen. Und wie ein Freund seitdem einmal zu mir sagte, wurde die Generation unserer Eltern mitten im Zweiten Weltkrieg geboren. Meine Frau und ich fanden schließlich beide, daß unsere Kinder glücklicher wären, wenn es mehr als eins von ihnen gäbe. Am allermeisten hoffe ich, noch möglichst viel Zeit mit meinen Kindern verbringen zu können. Aber wenn die Dinge nicht so gut laufen, wie ich es mir wünsche, dann hoffe ich, daß sie verstehen werden, warum wir uns so und nicht anders entschieden haben.

Da die Chemotherapie möglicherweise zu Veränderungen meiner Spermien geführt hat, haben wir Sperma verwendet, das wir vor meiner Behandlung hatten einfrieren lassen. Zwischen dieser bewußten mechanischen Herangehensweise an die Empfängnis und dem freudvollen Zufall, den wir beim ersten Mal erlebt hatten, lagen Welten. Aber wir hatten Glück; es klappte schon bald, viel eher als erwartet. Ehrlich gesagt, war ich ganz schön stolz, daß meine Spermien ein Jahr in flüssigem Stickstoff überlebt hatten.

Wieder gibt es viel, wofür wir dankbar sein, und viel, worüber wir uns Sorgen machen müssen. Das dürfte ein interessantes Jahr werden.

Freitag, 6. Februar 2004

Ich habe einen echten Rückschlag erlitten.

Am Montag hatte ich einen Hirnscan, der zeigte, daß mein Tumor trotz der Operation vor nur zweieinhalb Monaten, bei der er entfernt werden sollte, erneut um ein großes Stück gewachsen ist. Das ist ein schwerer Schlag. Wir hatten gehofft, daß die Operation und die Medikamente, die dabei eingesetzt wurden, mich länger stabil halten würden.

Natürlich denken wir sofort an unser im Mutterleib wachsendes Baby. Bis zur Geburt meines zweiten Kindes sind es noch fünfeinhalb Monate, aber was bedeutet das, wenn mein Tumor mit einer solchen Geschwindigkeit wächst?

Die Operation zur Entfernung großer Teile des Tumors kann wiederholt werden, ist aber, wie der Chirurg mir unmißverständlich klargemacht hat, jedesmal riskanter und weniger effektiv als die vorhergehende. Dennoch finden wir, daß es den Versuch wert ist, und so werde ich gegen Ende des Monats wieder operiert und danach mit herkömmlicher Chemotherapie behandelt, was bei jemand anderem in einem ähnlichen Fall gut angeschlagen hat. Wir hoffen, mit dem Eingriff Zeit zu gewinnen und durch die Chemotherapie wieder zur Remission zu gelangen.

Im Augenblick fällt es mir noch schwer, mich mit alldem abzufinden. Das Tempo der Ereignisse ist verwirrend, und ich war nicht darauf gefaßt, jetzt mit so etwas umgehen zu müssen. Ich hatte gelernt, mit der Angst fertig zu werden, die mit der Ungewißheit meiner Krankheit einhergeht, aber jetzt ist sie plötzlich wieder da, unabwendbar.

Bis zu der Operation sind es noch zwei Wochenenden und eine Woche. Ich werde versuchen, mich zu entspannen, mit meiner Frau und meiner kleinen Tochter zu verreisen und weiterhin das einzig Sinnvolle zu tun: die Zeit genießen, solange es geht.

Freitag, 13. Februar 2004

Mit großer Freude schreibe ich heute aus Berlin. Wir hatten beschlossen, vor meiner nächsten Operation am kommenden Dienstag noch etwas Schönes zu unternehmen. Dienstag letzter Woche kamen wir bei Schneetreiben hier an, aber inzwischen ist es wieder schön und klirrend kalt. Mitten in der Stadt ist ein neues Aquarium eröffnet worden, das bei unserer Tochter ausgesprochen gut ankam, als wir am Mittwoch mit ihr zusammen hingingen. Ich war vor fünfzehn Jahren als Student zum ersten Mal in Berlin und habe fast zwei Jahre hier gelebt.

Mein Deutsch habe ich zum größten Teil hier gelernt. Ich habe im Osten gewohnt und gearbeitet und die Berliner Mauer in der Nacht passiert, als sie fiel. Daraus ergab sich mein erster Job bei der BBC. Ich fühle mich immer wohl, wenn ich hier bin. Die letzten paar Male, als wir herkommen wollten, hatten wir die Reise absagen müssen, und deshalb freue ich mich besonders, daß wir es diesmal geschafft haben.

Am Samstag fliegen wir zurück, um uns vor der Operation noch ein paar erholsame Tage zu gönnen. Für uns wird es jetzt mehr und mehr darum gehen, uns zu nehmen, was wir kriegen können, und das Beste zu hoffen. Die Operation hat hauptsächlich den Zweck, Zeit zu gewinnen.

Die darauffolgende Chemotherapie wird vielleicht noch mehr Zeit herausschinden, möglicherweise, wenn sie denn anschlägt, sogar eine ganze Menge. Wir bleiben aber realistisch.

Zum Zeitpunkt der Geburt unseres Babys – wenn nichts dazwischenkommt, im Juli – wird es mir vielleicht gar nicht gut oder sogar richtig schlecht gehen. Mein augenblickliches Wohlbefinden verdanke ich starken Medikamenten, die ich aber nicht ewig werde nehmen können. Ich bin nicht traurig über das, was passiert. Das erstaunt mich manchmal. Ich bin auch nicht wütend.

Nicht daß ich mich nie ärgern würde. Ich ärgere mich sogar oft. Ja, ich brauche meist jemanden, über den ich mich ärgern kann, doch gibt es niemanden, den ich für meinen Krebs verantwortlich machen kann, aber viele Menschen, die mich unterstützen. Jedesmal, wenn wir eine schlechte Nachricht bekommen, bin ich eine Zeitlang wie gelähmt, aber nach ein paar Tagen haben wir uns dann, wie es scheint, auf die neue Situation eingestellt und machen weiter. Ich will, daß wir aus dem, was uns noch bleibt, das Bestmögliche machen.

Kein Arzt rechnet damit, daß ich von diesem Krebs genese, und ich glaube, daß ich das jetzt akzeptieren kann, ohne das Gefühl zu haben aufzugeben. Die Gefahren anzunehmen hat nichts mit Aufgeben zu tun.

Vielleicht passiert ein Wunder, und der Tumor hört plötzlich auf zu wachsen. Solche Dinge sind schon passiert, aber die Wahrscheinlichkeit ist verschwindend gering. Mein größter Trost ist natürlich, daß ich die Menschen, die ich liebe, um mich habe, daß es mir gegenwärtig gutgeht und ich auf meinen eigenen zwei Beinen umherlaufe. Ich habe keine Ahnung, wie lange das noch so sein wird, aber das allein ist mir schon Trost genug. Und jeder Tag ist ein Geschenk.

Ich glaube, ich werde das Baby sehen. Ich habe ein gutes Gefühl.

Wenn ich von meinem Zustand unmittelbar nach der letzten Operation ausgehe, werde ich kaum in der Lage sein, zu schreiben, wie es lief. Letztes Mal war ich eine Zeitlang ganz schön durcheinander und mitgenommen. Ich werde schreiben, sobald ich wieder ich selbst bin, oder jemanden bitten, ein paar Zeilen für mich zu schreiben.

From: Rachel Garner, Brighton
Mit Bedauern habe ich die letzten Neuigkeiten gelesen, weiß aber, daß die Charakterstärke, die Sie bereits bewiesen haben, Ihnen den Mut geben wird weiterzugehen. Ich befinde mich gerade in Remission von einem Lymphdrüsenkrebs und habe einen zweieinhalbjährigen Sohn. Ich weiß, wo Ihre am tiefsten empfundenen Ängste liegen, und möchte Ihnen einen Satz mitgeben, der von einer wundervollen Macmillan-Schwester* stammt. Als ich mich voller Sorge fragte, ob ich in Zukunft noch Jacobs Mami würde sein können, sagte sie: »Sie werden immer seine Mami sein.«
In einer Zeit großer Unsicherheit waren diese Worte ungeheuer beruhigend für mich – ich hoffe, das werden sie auch für Sie sein.

From: Sheila, England
Herzlichen Glückwunsch zu den Segnungen eines Babys, das unterwegs ist. Ich hoffe, Ihre Kinder erben Ihren Mut, Sie scheinen genau den richtigen Namen zu haben. Niemand würde freiwillig auf sich nehmen, was Sie durchmachen müssen, aber ich hoffe, die Liebe und die guten Wünsche von Menschen, die das Gefühl haben, Sie zu kennen, geben Ihnen Kraft.

* Dank eines Förderprogramms der Organisation »Macmillan Cancer Relief« gibt es in Großbritannien über tausend weibliche und männliche »Macmillan Nurses«. Sie sind weniger pflegerisch tätig, sondern beraten ambulante Pflegekräfte, Hausärzte und das Pflegepersonal von Krankenhäusern und Pflegeheimen in verschiedenen Fragen der Versorgung von Krebspatienten. Den Patienten selbst sowie ihren Angehörigen bieten sie vornehmlich Unterstützung im psychosozialen und spirituellen Bereich. (AdÜ)

From: Lynda Hurst, Kanada
Die Entscheidung für ein zweites Kind war eine kluge Entscheidung. Und ich hoffe, daß Sie noch lange unter uns sein werden, um sich an ihm ebenso zu erfreuen wie an Ihrer älteren Tochter. Ihnen und Ihrer Frau alles Gute!

From: Dumisani Phakati, Soweto, Südafrika
Akulahlwa mbeleko ngakufelwa – das ist ein bekanntes Zulu-Sprichwort, das in schwierigen Zeiten Hoffnung geben soll.

From: Ann Smith, Großbritannien
Ich hatte noch nie so etwas zu verkraften wie Sie jetzt, aber vielleicht können Sie sich ein wenig ermuntern lassen durch ein Motto, das ich mir vor einiger Zeit zu eigen gemacht habe: »Lebe für heute, plane für morgen, feiere heute nacht« (Charles Schulz) – das ist alles, was wir letztlich tun können, um das Beste aus dem Geschenk des Lebens zu machen.

From: Jaq McDiarmid, Schottland
Mein Mann erzählte mir von Ihrer Geschichte, als mein Vater noch mitten in seinem Kampf gegen den Krebs steckte. Er hatte die gleiche Entschlossenheit wie Sie, aber ich wünschte, er hätte auch Ihre Bereitschaft besessen, über seine Gefühle und inneren Regungen zu sprechen. Halten Sie Ihre Lieben darüber auf dem laufenden, wie es Ihnen geht, nur so wissen sie, daß sie diese gewaltige Schlacht mit Ihnen schlagen.

From: Ben, Norwegen
Meine Frau ist gerade mit unserem ersten Kind schwanger, während ihre Mutter Krebs hat, und es ist verblüffend, diesen Gegensatz zwischen neuem Leben und einer ungewissen Zukunft zu erleben, über diesen Gegensatz nachzudenken. Sie können sicher sein, daß Ihr zweites Kind stolz sein wird, Ihre Tochter zu sein, selbst wenn sie Sie vielleicht nie kennenlernen wird – ich wünsche Ihnen aber von Herzen, daß sie das tut, dafür bete ich.

15 Ein Schuß extra

Donnerstag, 19. Februar 2004

Ich habe die Operation hinter mir und bin zwar noch im Krankenhaus, aber mir geht es besser, als ich es je für möglich gehalten hätte. Wir hatten uns auf ein paar schwierige Tage gefaßt gemacht. Nach meiner zweiten Operation vor drei Monaten war ich eine ganze Weile ziemlich verstört, bevor ich wieder richtig zu mir kam.

Diesmal ist es völlig anders. Ich bin glücklich, mir geht es gut, und ich genieße mein Essen; dabei liegt die Operation jetzt, wo ich schreibe, noch keine achtundvierzig Stunden zurück. Ich bin wirklich zufrieden.

Ich bin den Menschen, die sich um mich kümmern, sehr dankbar, dem medizinischen Personal ebenso wie all denen, die mir Glück gewünscht haben. Das Wohlwollen, das mir da entgegenschlägt, bedeutet mir viel. Ich muß jetzt noch ein paar Tage im Krankenhaus bleiben, um mich zu erholen. Der Chirurg meint, am Sonntag könnte ich wohl nach Hause gehen. Bisher also lauter gute Neuigkeiten.

Was mich besonders freut, ist, daß ich es vor der Operation noch geschafft habe, mit meiner Frau ins Kino und essen zu gehen. Meine Eltern kümmern sich für ein paar

Tage um unsere kleine Tochter, und so konnten wir uns *Lost in Translation* anschauen und anschließend in ein Restaurant gehen, in dem wir lange nicht mehr waren – das war wirklich ein Vergnügen. Und morgens noch einen doppelt starken Caffè latte, bevor ich dann nichts mehr essen und trinken durfte. Ich freue mich darauf, bald wieder auf Achse zu sein.

Donnerstag, 26. Februar 2004

Ich bin jetzt wieder aus dem Krankenhaus zurück und fühle mich nach meinem, wie ich mir immer wieder sagen muß, dritten hirnchirurgischen Eingriff richtig munter. Am Samstag zur Mittagessenszeit bin ich nach Hause gekommen und habe mich bemüht, es ruhig angehen zu lassen und nicht im allgemeinen Hochgefühl darüber, daß es mir so gut geht, in hektische Betriebsamkeit zu verfallen.

Die Art von Operation, die ich gerade hinter mir habe, ist nicht frei von Risiken, aber das hatte ich bis drei Stunden vor dem Eingriff erfolgreich aus meinem Kopf verbannt. Ich hätte ohnehin nichts daran ändern können. Dann aber war ich trotzdem in Panik geraten, hatte sie jedoch schließlich in den Griff bekommen.

Zum Glück lief alles gut, und ich quasselte auf die Anästhesistin ein und wollte sofort meine Frau und meine Eltern anrufen. Jetzt bin ich richtig high und freue mich riesig, daß ich am Leben bin, heil und mit etwas mehr Zeit im Gepäck.

Nach der Operation bin ich immer noch auf einer ziemlich hohen Steroiddosis, so daß ich mit den Hühnern aufstehe. Das Problem ist nur, daß diese Hühner eine Menge Zeit mit Online-Shopping verbringen, was unser Familienbudget langsam, aber sicher schrumpfen läßt.

Der nächste medizinische Schritt ist eine Chemotherapie, die das erneute Tumorwachstum hemmen und noch mehr Zeit herausschinden soll. Wann ich damit anfangen soll, werde ich am Donnerstag erfahren. In der Zwischenzeit sind wir gespannt auf eine weitere Ultraschallaufnahme unseres wachsenden Babys, und außerdem freue ich mich sehr auf die bevorstehende Ankunft meines Bruders aus China.

Soweit die Chemotherapie es zuläßt, planen wir ein paar Dinge, die uns beide hoffentlich zerstreuen und meiner Frau eine kurze Pause von der Aufgabe gönnen, sich um mich, unsere Tochter, ihre Arbeit und ihre Schwangerschaft zu kümmern.

Leicht war es nie seit diesem schrecklichen Tag vor eineinhalb Jahren, aber irgendwie habe ich das Gefühl, daß ich jetzt besser zurechtkomme.

Was meine Prognose betrifft, ist alles ungewisser denn je, aber es gibt immer noch gute Gründe, zu hoffen, und ich habe schließlich auch gelernt, mich von der Zeit nicht einschüchtern zu lassen. Ich weiß, was ich machen will, und das mache ich, ohne Angst und Zweifel, und das gibt mir ein Gefühl der Stärke.

Ganz ehrlich, neunundneunzig Prozent der Zeit amüsiere ich mich prima. Möge ich noch lange in der Lage sein, das zu schreiben.

Mittwoch, 10. März 2004

Es passiert gerade eine ganze Menge. Ich habe viel früher als erwartet mit der Chemotherapie begonnen. Erst drei Wochen sind vergangen, seit man mich operiert hat, um soviel wie möglich von dem Tumor, der hinten in meinem Kopf wächst, zu entfernen, und dennoch habe ich bereits mehr als zehn Tage Chemotherapie hinter mir.

Es geht mir gut. Zwei Tage lang habe ich zu Hause fünf Tabletten eingenommen, ohne daß mir davon schlecht wurde. Bisher hat sich auch noch keine Müdigkeit eingestellt, obwohl sie wahrscheinlich bald kommen und, wenn sie denn kommt, sieben bis zehn Tage anhalten wird.

Ich war einerseits froh, daß ich so bald mit der Behandlung beginnen sollte, andererseits aber auch erschrocken. Ich nehme an, es gibt einfach keinen Grund abzuwarten. Aber mir drängte sich der Gedanke auf, der Arzt habe so schnell anfangen wollen, weil mein Tumor so aggressiv ist.

Inzwischen genieße ich jedenfalls das Leben mit meinem Bruder – er bleibt zwei Wochen, in denen er mich erst durch England kutschiert und mir dann zu Hause in London Gesellschaft leistet. Zunächst hatten wir allerdings die traurige Aufgabe, eine unserer Großmütter im Alter von einundneunzig Jahren zu Grabe zu tragen. Sie war sehr krank gewesen und ein paar Tage vor meiner Operation gestorben.

Die Beerdigung war traurig, aber ich glaube, wir haben sie so gestaltet, wie sie es sich gewünscht hätte, und so wurde sie zu etwas Unvergeßlichem. Unsere andere einundneunzigjährige Großmutter ist wohlauf und freute sich über diese seltene Gelegenheit, von ihren beiden Enkeln gleichzeitig Besuch zu bekommen.

Nachdem wir einige Zeit bei unseren Eltern in Yorkshire verbracht hatten, fuhren wir zu einem wunderschönen Hotel in der Nähe von York, wo wir beide mit köstlichem Essen und einer Massage verwöhnt wurden. Dann ein Besuch bei Freunden in Sowerby Bridge, ein Abstecher in den Süden zu einer Taufe in Southampton und ein spontanes Treffen mit einer Freundin meines Bruders, die demnächst ein Jahr mit ihrem Mann um die Welt reisen wird. Zum Schluß ein Mittagessen in Windsor, denn das lag auf dem Weg, und außerdem war ich noch nie dort, und dann zurück zum Heathrow Airport, um meine Frau abzuholen, die zusammen mit unserer Tochter bei ihrer Familie in Deutschland war.

Ich bin jetzt zu Hause, so daß meine ganze Familie sich bei uns treffen kann. Am Donnerstag soll ein Hirnscan gemacht werden. Die Tomographie selbst ist überhaupt nicht beängstigend, zumal ich mittlerweile schon so viele gehabt habe. Was ich aber gar nicht leiden kann, ist die Spritze, die ich dabei bekomme. Gegen Ende wird nämlich ein Kontrastmittel gespritzt, um den Tumor auf der Tomographie hervorzuheben, und oft bekommen sie das Zeug nicht ordentlich hinein. Es tut ganz schön weh, wenn das passiert, und zu allem Überfluß müssen sie dann noch einmal von vorne anfangen. Außerdem kann man die Person, die die Nadel einsticht, nicht sehen, weil man ja in dem Gerät liegt. Die Tomographie dieser Woche wurde als ein Basisscan beschrieben, das heißt, man geht nicht davon aus, daß sie irgendwelche Veränderungen zeigt, vielmehr soll sie das Innere meines Kopfes nach der Operation sichtbar machen. Dennoch wird aus dem einen oder anderen Grund zwischen der Operation und der Tomographie eine gewisse Zeit verstrichen sein, und vielleicht zeigt sie ja doch irgend etwas. Auf jeden Fall wird man mir erst in ein paar Tagen etwas sagen.

Unser Baby strampelt und wächst weiter. Der letzte Ultraschall war prima. Als wir aber darum baten, das Geschlecht zu erfahren, bekamen wir einen ordentlichen Schrecken. In der zwölften Woche hatte man uns gesagt, es sei mit großer Wahrscheinlichkeit ein Mädchen, und wir hatten schon angefangen, als Namen Rosalind – nach der DNS-Pionierin Rosalind Franklin – in Erwägung zu ziehen. Doch jetzt erwies sich Rosalind ziemlich eindeutig als Junge.

Ich bin überglücklich. Und mit der ganzen Behandlung, die gerade läuft, wächst mein Optimismus bezüglich der

Chancen, Zeit mit ihm zu verbringen. Die Frage nach dem Namen stellt sich jetzt allerdings von neuem.

From: Camilla, England
Als eine von den Zahllosen »da draußen« in Internet-Land klicke ich besorgt auf Ihr Tagebuch, sobald es auf dem Bildschirm angezeigt wird. Machen Sie weiter, bleiben Sie stark und zuversichtlich, wir brauchen Ihre Wärme und Weisheit, um etwas Demut in unser selbstzufriedenes Leben zu bringen. Und ich bin sicher, daß Ihre Familie Sie noch mehr braucht. Sie kann sich glücklich schätzen, Sie zu kennen, und wir können uns glücklich schätzen, daß Sie Ihre Erfahrungen mit uns teilen.

From: Alison, Schottland
Eine wunderbare Neuigkeit, Ivan, die von Ihrem Sohn. Als jemand, die vor vier Jahren durch eine Krebserkrankung ihren Vater verloren hat, weiß ich, daß Ihre tapfere Entscheidung für ein zweites Kind absolut richtig war. Ich weiß nicht, wie ich ohne die Unterstützung meines Bruders zurechtgekommen wäre. Was immer ihre (hoffentlich lange und gesunde) Zukunft bringt, Ihre Tochter wird ganz bestimmt froh sein, ihren Bruder zu haben. Und was den Namen betrifft, finde ich, Franklin Noble hat so ein gewisses Etwas.

From: Mike Harlow, Großbritannien
Danke, daß Sie so öffentlich demonstrieren, wie genußvoll der Alltag sein kann. Ich bin immer so sehr damit beschäftigt, mich über Geschwindigkeitsbegrenzungen, Zeitmangel, Steuern, Kricket, Arbeit, Rechnungen, schlechte Fernsehprogramme und die Jugend von heute zu beschweren, daß ich gar keine Zeit mehr habe, das Leben zu genießen.

From: Trevor Martin, USA/Großbritannien
Ihre Gedanken und Gefühle inspirieren mich. Ich bekam vor drei Jahren die Diagnose Vollbild-AIDS und habe diese ganze Zeit

gebraucht, um über den Schock hinwegzukommen und die Angstgefühle niederzuringen, die Ihren sicherlich ähnlich sind. Obwohl die Aussichten in bezug auf AIDS und HIV inzwischen besser geworden sind, ist es immer noch eine ernüchternde Erfahrung, mit seiner eigenen Verwundbarkeit konfrontiert zu werden und gezwungen zu sein, sich mit einigen der schwierigsten Fragen des Lebens auseinanderzusetzen.

From: Clare, Australien
Bleiben Sie stark mit Ihrem »realistischen Optimismus«. Das Leben ist ungewiß, fangen Sie mit dem Nachtisch an!

Betrachtung – Jeanie Venis

Das erste Mal habe ich Ivan im Januar 2003 geschrieben, einen Monat, bevor mein Mann Peter an derselben Art von Tumor, einem GBM, starb. Damals schrieb ich ihm, seine Frau würde viele ungeahnte Kräfte mobilisieren, aber nichts von alledem missen wollen, denn die Liebe steht über allem.

Peters Situation war eine ganz andere, nicht zuletzt, weil sein Tumor in seinem Stirnlappen lag, was bedeutete, daß seine Persönlichkeit sich mit dem Fortschreiten des Krebses veränderte. Er wurde sehr unberechenbar – wenn er zum Beispiel irgend etwas wollte, wollte er es auf der Stelle. Angesichts dessen, was uns bevorstand, entwickelte er zum Glück auch eine sehr kindliche, unbekümmerte Haltung.

Einer der größten Unterschiede bestand darin, daß Peter nie wußte, wie schlimm sein Krebs war. Im Rückblick hätten wir es vielleicht erkennen müssen, aber nach seiner ersten Operation dachten wir, der Tumor sei komplett entfernt worden; als Peter dann eine Strahlentherapie bekam, wurde uns gesagt, sie sei nur für den Fall, daß irgendwelche Mikroben zurückgeblieben wären. Ein paar Monate später fand ich jedoch den Namen dieser Tumorart heraus. Ich machte mich im Internet kundig und bekam, genau wie

Ivan, den größten Schock meines Lebens. Ich hatte einfach nicht den Mut, Peter zu erzählen, was ich erfahren hatte, und mußte fortan zwei Jahre lang Theater spielen.

Ich versuchte, mit den Ärzten darüber zu reden, aber sie konnten nur in Peters Anwesenheit mit mir sprechen. Also fragte ich mich jedesmal, wenn wir zu einem Arzttermin gingen: »Ob sie es ihm wohl heute sagen?« Aber sie taten es nie. Und da Peter sich ohnehin dieser Realität verschloß, war er auch nicht daran interessiert, Fragen zu stellen.

Ich fühlte mich sehr einsam damit, daß ich der einzige Mensch war, der Bescheid wußte. Freunde und Familien von Tumorpatienten wissen, glaube ich, oft nicht, wie die richtige Hilfestellung aussehen kann. Nur ein paar von Peters Freunden blieben uns treu, aber ich konnte ja schlecht herumlaufen und ihnen erzählen, daß sein Krebs unheilbar ist, wo er es doch selbst nicht wußte, und deshalb hatten sie natürlich keine Ahnung davon, wie schlimm es um ihn stand. Die Normalität des Lebens, die jeder andere als selbstverständlich betrachtet, war uns genommen worden.

Elf Monate vor seinem Tod war er sehr krank, und wir dachten schon, er würde uns verlassen. Er und ich hatten schon viele Jahre zusammengelebt, als eine Macmillan-Schwester Peter vorschlug, daß wir doch in dem Hospiz heiraten könnten. Das taten wir auch. Wir verbrachten eine ganz wunderbare Zeit, die mir die schönsten Erinnerungen beschert hat. Peter war ein Jahr lang während der Woche in der Hospiz-Tagespflege, was er aufrichtig genossen hat. Für die meisten Leute ist ein Hospiz ein Ort, an den die Menschen zum Sterben kommen, aber wer einmal eins besucht hat, weiß, was für eine erstaunliche Atmosphäre dort herrscht: Man verspürt überhaupt keine Angst, nur eine phantastische Ruhe.

Seit seinem Tod bin ich Vorsitzende der Ortsgruppe der

Hirntumor-Hilfe und habe viel Zeit darauf verwendet, über Hirntumoren nachzudenken und zu sprechen. Ich glaube, daß diese Art von Tumor weiter verbreitet ist, als man gemeinhin denkt, und daß es in unserem Land Gebiete gibt, in denen sie besonders häufig aufzutreten scheint. Die Behandlung ist in den meisten Fällen erfolglos und die Forschung in diesem Bereich unterfinanziert. Ich habe mich jetzt, mit Einundvierzig, an der Universität eingeschrieben, um einen Abschluß in Sozialarbeit und psychomedizinischer Betreuung zu machen – mit dem Ziel, an der Seite der Macmillan-Schwestern und -Pfleger tätig zu sein und die ausgezeichnete Arbeit, die sie leisten, um das Element der Sozialarbeit zu ergänzen.

Die wichtigste Lektion bei alldem ist für mich, wie vermutlich auch für Ivan, daß das jedem Menschen passieren kann. Der dreiunddreißigjährige Peter, ein Taxifahrer, der sich selbständig gemacht hatte, wurde eines Tages wach, und da war es. So einfach ist das.

16 Kampf um Zeit

Montag, 22. März 2004

Die Dinge werden schwieriger.

Mein Hirnscan diese Woche war kurzfristig betrachtet sehr ermutigend. Er hat gezeigt, daß mein Tumor zwar noch vorhanden und aktiv ist, im Augenblick aber noch nicht zuviel Platz einnimmt.

Das habe ich mit einem Seufzer der Erleichterung zur Kenntnis genommen, denn ich wußte, daß ich mich jetzt für ein paar Wochen würde zurücklehnen können. Mein nächster Termin ist unmittelbar vor Ostern, dem Beginn einer neuen Chemotherapierunde. Es wäre herrlich, wenn die Chemo den Tumor für eine Weile, ja sogar eine beachtliche Weile, stoppen könnte. Und selbst wenn sie das nicht tut, könnte ich noch ein weiteres Mal operiert werden, um die Größe des Tumors zu verringern. Das wäre alles andere als erfreulich, aber wenigstens die Gelegenheit für meinen Witz: »Ich brauche eine Kraniotomie so nötig wie ein Loch im Kopf.«

Ich habe mich jetzt mit der Tatsache abgefunden, daß ich um Zeit kämpfe. Wunder geschehen, wenn auch per definitionem äußerst selten, und wenn keins geschieht, wird dieser Tumor mich früher oder später umbringen.

Alles ist ungewiß. Ich bin zwar so zuversichtlich und begierig weiterzukämpfen wie bisher, würde aber alle enttäuschen, wenn ich nicht der Wahrheit ins Gesicht sähe. Meine nächste Schlacht steht fest: Ich will die für Juli erwartete Geburt meines Sohnes erleben. Der Tumor ist dermaßen aggressiv, daß ich mich schwer ins Zeug legen muß, diesen Termin in einem einigermaßen passablen Zustand zu erreichen. Dazu bin ich bereit, aber ich muß auch anfangen, mich auf das vorzubereiten, was passiert, wenn ich verliere.

Den Gedanken ans Sterben hatte ich aufgeschoben, solange ich konnte, und ihn bis zu meiner operativen Tumorentfernung im November 2003 komplett aus meinem Leben verbannt. Während ich noch im Krankenhaus lag, fragte mich mein Lieblingspfleger, ob es etwas gebe, was mich beunruhige. Er meinte damit eigentlich, ob es mir gutginge oder ich irgendwelche Schmerzen hätte, aber ich antwortete leichthin: »An Krebs zu sterben.«

Er nahm die Antwort ernst und sagte ein paar sehr vernünftige und hilfreiche Dinge, aber es war dennoch ein Schock, und mir wurde zum ersten Mal klar, daß das etwas war, worauf ich mich vorbereiten muß. Vier Monate später ist dieser Prozeß schon viel weiter gediehen.

Ich kann praktisch und rational über meinen Tod sprechen. Wenn ich zuweilen Panik bekomme, vergeht sie auch wieder, denn ich weiß, wie ich mit ihr umgehen muß, um wieder auf Kurs zu kommen. Ich kann über den Tod weinen oder lachen, und seit ich seine Unausweichlichkeit akzeptiere, fühle ich mich stärker, weniger ängstlich und beherrschter.

Die vor mir liegende Zeit ist vollkommen ungewiß, aber ich bin meistens glücklich und voller Ideen, was wir mit unserer Zeit anfangen könnten. Bald werde ich für eine weitere Woche mit meiner Frau, meiner Tochter und ein paar Freunden ins schottische Hochland fahren. Solange wir können, werden wir zwischen den Untersuchungsterminen Feste einschieben und, so hoffe ich, Erinnerungen schaffen, die mich lange überdauern werden.

Auch mein Tagebuch werde ich schreiben, solange ich kann. Es war von Anfang an ein Teil meines Kampfes gegen den Tumor. Ich habe es begonnen, um aus einer Katastrophe etwas Positives zu machen, und gleichzeitig hat es für mich die Verbindung zu einer Arbeit aufrechterhalten, auf die ich stolz war. All die phantastischen E-Mails haben mir Auftrieb gegeben und tun es weiterhin. Was für ein Glück, daß ich ein solches Projekt haben kann!

Noch ein letztes zu dem Begriff »unheilbare Krankheit«: Manche Menschen benutzen ihn, wenn sie von Krebs im fortgeschrittenen Stadium sprechen. Ich akzeptiere ihn für mich noch nicht. Ich werde ihn erst dann akzeptieren, wenn meinen Ärzten, Freunden und Angehörigen die Ideen ausgehen und ich nicht mehr kämpfen kann. Wieviel Zeit auch immer wir diesem Ding stehlen können, es gibt noch so viel zu tun. Deshalb gehe ich jetzt nach unten, koche mir einen Kaffee und stehle, solange ich kann, schamlos weiter.

Montag, 29. März 2004

Ich schreibe im Morgengrauen und beobachte dabei, wie das Licht über dem Wasser und den schneebedeckten Hügeln in einem wunderschönen entlegenen Teil des westlichen schottischen Hochlands langsam zunimmt. Ich freue mich auf einen weiteren Tag hier, an dem ich unsere Zweijährige unterhalte. Die scheint übrigens von dem plötzlichen Wechsel aus dem anstrengenden, geschäftigen London an einen Ort, wo wir von Hirschen und Hochlandrindern beäugt werden, völlig unbeeindruckt zu sein.

Und wenn ich ganz ehrlich bin, ist es natürlich sie, die uns unterhält. Im Verein mit ihrer einige Monate älteren Freundin verbreitet sie eine umwerfende Fröhlichkeit und schier unerschöpfliche Energie. Zum Glück sind wir zu mehreren hier, um dem gewachsen zu sein.

Und die Art, wie der Aufenthalt hier allmählich den Streß und die Anspannung meiner Situation aufsaugt, tut mir bestimmt genauso gut wie die ganze medizinische Behandlung. Die Menschen, die mit der Organisation dieser Reise befaßt waren, die mich hierhergebracht haben, die meine Gastgeber sind und mir Gesellschaft leisten, wissen, wen ich meine, wenn ich mir die Freiheit nehme, an dieser Stelle dem persönlichen Dank einen öffentlichen hinzuzufügen.

Eins fällt mir neuerdings immer häufiger auf: Während alles ungewisser und das Leben immer intensiver wird, ändert sich meine Wahrnehmung der Dinge.

Es kommt mir vor, als hätte ich in meiner Meinungsbildung die mittlere Ebene verloren. Ich finde alles entweder phantastisch oder fürchterlich. Etwas dazwischen gibt es nur selten. Die Reise hierher ist tatsächlich märchenhaft. Es kann aber auch passieren, daß ich von einem anspruchslosen, kitschigen Film geradezu hingerissen bin und versuche, mit meiner Frau über die Qualität des Films zu diskutieren, bis ich merke, daß sie und vermutlich sämtliche anderen Kinobesucher Jennifer Anistons Bemühungen mit weniger Begeisterung gegenüberstehen.

Bevor wir nach Schottland fuhren, traf ich mich mit ein paar Arbeitskollegen und amüsierte mich wiederum prächtig. Erst danach wurde mir schlagartig klar, wie seltsam es für sie gewesen sein muß, daß da dieses steroidgetriebene Monster auftauchte, wie ein Wasserfall redete und in ihr Arbeitsleben einbrach, um ihnen mehr, als ihnen vermutlich lieb war, über die Verrücktheiten der Welt zu erzählen. Ich hatte jedenfalls einen Riesenspaß, und leid tut es mir nur für die Leute, die ich sehen wollte, aber verpaßt habe.

Zusammen mit der Begeisterung stellt sich auch der Zorn ein. Es klingelt an der Tür, und da steht jemand, der etwas verkaufen will, das aber nicht offen vertritt, sondern sich als neuer Nachbar ausgibt, der zufällig genau jetzt ein neues Geschäft aufzieht. Er stört. Ich erhebe gerade zusammen mit einem Pfleger meine Daten für eine umfassende Untersuchung über die möglichen Ursachen meines Tumors. Von Natur aus schon nicht unbedingt geduldig, kann ich nicht anders: Ich muß dem Eindringling die Tür vor der Nase zuschlagen, bevor mir das Wort mit F über die Lippen kommt. Für einen solchen Blödsinn habe ich keine Zeit.

Mein ganz spezieller Zorn gilt jedoch meiner Bank. Bis vor einer Weile riefen sie mich immer wieder einmal an und versuchten, mir Dinge zu verkaufen, von denen sie bei einem Blick auf mein Konto hätten sehen müssen, daß sie völlig unangemessen sind. Das taten sie auf eine unverfrorene Weise, indem sie bei ihren Anrufen jede Diskussion ablehnten, lediglich den Namen der Bank sagten und von mir Sicherheitsangaben verlangten, um weitermachen zu können. Ganz abgesehen von der Tatsache, daß sie und nicht der Kunde sich hätten ausweisen müssen, erwecken sie so den Eindruck, der Anruf sei wichtig. Wenn man blöd genug ist, sich darauf einzulassen, wie ich es allzuoft war, geht ab diesem Moment die wahre Zeitverschwendung los. Nach mehreren vergeblichen Versuchen wurde ich offenbar als etwas gekennzeichnet, was sie, glaube ich, »unempfänglich für Telefonkontakt« nennen, und sie hörten endlich mit diesem Schwachsinn auf.

Bis vor kurzem.

Nun sind sie wieder da, und diesmal bin ich richtig ausgeflippt. Am Ende habe ich den Hörer hingeschmissen, hätte mich danach allerdings noch lange dafür ohrfeigen können, daß ich nichts Intelligenteres gesagt hatte. Im

Geiste habe ich sogleich Briefe an die Beschwerdeabteilung verfaßt, bis ich mich wieder so weit beruhigt hatte, daß ich dachte: »Was für eine Zeitverschwendung!« Genau.

Sonntag, 18. April 2004

Ich habe ein paar sonderbare Dinge gemacht. Körperlich geht es mir, abgesehen von einer fiesen Erkältung, die ich mir kürzlich von meiner Tochter geholt habe, ausgesprochen gut. Psychisch habe ich jedoch unter einem ziemlichen Streß gestanden.

Was ich angestellt habe, ist für sich genommen gar nicht mal so schlimm – ich habe das Auto mit Benzin betankt, was keine gute Idee ist, wenn man einen Diesel besitzt und es gerade Ostern ist. Keine gute, weil nämlich kostspielige Idee.

Zwar bemühen sich alle, mir zu sagen, daß ihnen das auch schon passiert ist und wie normal sie das finden. Wenn einem aber solche Dinge fast täglich unterlaufen, fragt man sich schon allmählich, wo die Konzentrationsfähigkeit geblieben ist. Sich mit dem, was früher oder später passieren wird, auseinanderzusetzen war viel, viel schwieriger, als ich je gedacht hätte.

In einem Tagebuch darüber zu schreiben ist eine Sache, eine andere ist es, zu spüren, wie einen diese Realität einholt und der blanke Schrecken einem das Gehirn kurzschließt. Ich glaube, daß ich diese letzte Episode langsam verdaut habe. Das hoffe ich inständig. Eine angenehme Gesellschaft ist man so jedenfalls nicht.

Letzte Woche hatte ich zwei Arzttermine – einen Nachsorgetermin nach der Operation vor zwei Monaten und einen zweiten mit Bluttest und Konsultation, um zu prüfen, ob ich widerstandsfähig genug bin, eine weitere Chemotherapierunde zu überstehen.

Schwierigkeiten bereitete mir der erste Termin. In der letzten Zeit war keine Tomographie gemacht worden, so daß es eigentlich nichts gab, wovor ich hätte Angst haben müssen. Kein Scan bedeutet keine Neuigkeiten und damit per definitionem auch keine schlechten Neuigkeiten. Es kann aber immer sein, daß diese Gespräche eine beunruhigende Wendung nehmen.

Und ich schaffte es, noch bevor ich das Sprechzimmer betrat, komplett durchzudrehen. Also überlegte ich mir, wie ich die Sache selbst in die Hand nehmen könnte. Ich beschloß, nur die üblichen Tests zu machen – Basistests wie zum Beispiel das Laufen auf einem geraden Strich, um zu zeigen, daß mein Gehirn noch normal arbeitet – und den Rest des Gesprächs dann meiner leidgeprüften Frau zu überlassen.

Dummerweise stand ich wegen der ganzen Sache so unter Strom, daß ich anfing zu brabbeln, wie ein Kind im Zimmer umhersprang, dann ungefähr eine Minute lang still saß, bis mein Stichwort – Sprache – fiel, woraufhin ich hinausrannte und nicht mehr zurückkam. Etwas betreten regelten meine Frau und mein Arzt, was noch zu regeln war, und ich habe bis jetzt nicht den Mut gehabt, zu fragen, worüber sie noch gesprochen haben.

Ich war sehr unhöflich und muß mich bei beiden entschuldigen. Dieser Vorfall zeigt aber sehr deutlich, wie angstgesteuert ich war und daß verschiedene Patienten verschiedene Bedürfnisse haben. Ich will überhaupt nicht hören, was gerade mit mir passiert oder was passieren könnte, solange nicht eine unmittelbare Entscheidung damit verbunden ist, wie zum Beispiel, als ich entscheiden mußte, ob ich die letzte Operation machen lassen wollte oder nicht.

Ärzte dagegen haben eine viel klarere Vorstellung von dem, was einen erwartet, auch wenn sie das Timing nicht in der Hand haben. Ich weiß, daß mein Tumor sehr nah an meinem Sprachzentrum liegt, und ich weiß auch, daß mein Arzt jedesmal, wenn ich zu ihm komme, meine Sprache erwähnt, weil er befürchtet, daß jede Verschlechterung meines Zustands sie beeinträchtigen wird. Deshalb freut er sich auch immer, wenn er mich sieht und meine Sprache normal ist, denn das zeigt ihm, daß ich wohlauf bin.

Ich habe aber ungefähr sechsunddreißig Jahre lang normal gesprochen und kann es mir, solange das Thema nicht angeschnitten wird, auch gar nicht anders vorstellen. Daher mein peinlicher Abgang. Ich weiß, daß ich diese Krankheit nicht sehr lange überleben werde, möchte aber gerne möglichst normal und beschwerdefrei bleiben.

Das bedeutet, dem Hier und Jetzt auch noch die letzte Sekunde an Freude, Liebe, Glück abzutrotzen und durchaus mal über die Stränge zu schlagen, statt sich über grausige Entwicklungen Gedanken zu machen, die vielleicht in einem Monat, in drei Monaten oder in einem halben Jahr auf uns zukommen. Das Jetzt ist eine bereichernde, intensive, zuweilen sehr emotionale und zuweilen schrecklich beängstigende Zeit.

Es ist eine Zeit rascher psychischer Veränderungen für mich, und ich hoffe doch sehr, allmählich zur Ruhe zu kommen und die wahnwitzigen Tage der letzten zwei Wochen hinter mir zu lassen. Und ich hoffe außerdem, daß es mir gelingt, all das treffend zu beschreiben.

From: Lyn Hewitt-Jones, Bournemouth, Dorset
Ich bewundere Ihre Stärke und Tapferkeit angesichts solch gewaltiger Prüfungen – bitte verlieren Sie nicht den Mut, auch wenn die nächsten paar Wochen hart werden. Denken Sie einfach an den Juli, an ein schreiendes kleines Baby und alles, worauf Sie sich zusammen mit Ihrer Familie freuen können. Gott segne Sie.

From: Eliza, USA
Ihr letzter Eintrag hat mich zutiefst berührt, und ich möchte Ihnen ein Zitat schicken, das ich heute bekommen habe und in dem für mein Gefühl genau das nachklingt, was ich Sie sagen höre: »Das Leben ist vielleicht nicht die Party, die wir haben wollten, aber da wir nun schon einmal hier sind, können wir doch auch tanzen.« Tanzen Sie weiter, mein Freund.

From: Stuart, Australien
Ihre offenen und ehrlichen Gedanken über den Krebs, an dem Sie leiden, waren für uns alle eine Inspiration. Als Krankenpfleger möchte ich nur sagen, daß, egal was die Zukunft bringt, Ihr Tagebuch von Krankenpflegeschülerinnen und -schülern auf der ganzen Welt gelesen werden sollte, damit ihnen klar wird, daß hinter jedem Patienten ein Mensch steckt. Sie zeigen auch, daß jeder von uns etwas Besonderes ist, daß jeder seine Liebe, sein Leben und Menschen hat, denen er wichtig ist. Wenn wir alle unsere Nachbarn unter diesen Aspekten sehen könnten, wären Konflikte, glaube ich, schwer zu rechtfertigen.

From: Rob Jacks, England
Mein bester Freund starb im Alter von zweiunddreißig, unmittelbar vor seiner geplanten Hochzeit. Er war ein großartiger Mensch, und es vergeht kein Tag, an dem ich ihn nicht vermisse. Ihre Tagebücher rufen mir die wunderbaren Zeiten in Erinnerung, die mein Freund auch während seiner Krankheit erlebte. Die Tatsache, daß Sie imstande sind, den Ernst Ihrer Lage rational zu bewältigen und dennoch die Zeit mit Ihren Lieben intensiv zu nutzen, ist bewundernswert – solche Erinnerungen dauern an.

From: George, Großbritannien
Seien Sie nicht zu streng mit sich selbst, Ivan. Ich habe gestern fast den ganzen Tag damit zugebracht, mich über meinen kaputten Fernseher aufzuregen. Ausgerechnet als ich die Höhepunkte des Kricketspiels Indien gegen Pakistan sehen wollte, hat er den Geist

aufgegeben. Mein Mitbewohner meinte nur, ich sei ja »kindisch«, was prompt zum nächsten Zornausbruch führte – und zu großer Verlegenheit, als ich mich später entschuldigen mußte. Etwas viel Wichtigeres: Hier in London ist es grau und ungemütlich, und ich beneide Sie da oben in Schottland. Gibt es überhaupt einen schöneren Ort auf der Welt?

From: Anon, Großbritannien
Selbst knallharte Burschen fürchten den unausweichlichen Verfall. Schämen Sie sich niemals dafür, wie Sie Ihre Reise meistern, es ist Ihre. Schämen Sie sich nicht, Angst zu haben, es ist tapfer von Ihnen, Ihre Ängste zuzugeben. Hinter tapferen Gesichtern verbergen sich jede Menge Emotionen. Ich kann nicht sagen, haben Sie keine Angst, denn ich weiß, ich hätte sie, und viele andere auch.

From: Bern Webb, USA
Ich habe mit Freunden hier über Ihre Situation diskutiert, und es ist eine emotionale Diskussion, denn wir fühlen uns Ihnen mittlerweile wie Freunde verbunden, so, als hätten Sie eine Gemeinschaft gegründet. Und was Ihren Ausbruch im Sprechzimmer des Arztes angeht, hätte ich es nicht einmal schlimm gefunden, wenn Sie dabei auch noch auf einem Pogo Stick herumgehüpft wären. Es ist in Ordnung so. Alles Gute aus den Staaten.

From: Annabel, Bucks
Ivan, Sie meistern das alles prima. Sie brauchen sich auch nicht zu entschuldigen. Wirklich. Manchmal kommen wir zurecht, indem wir »nicht zurechtkommen«, und Sie scheinen fabelhaft zurechtzukommen. Wer kann Ihnen zum Vorwurf machen, daß Sie weglaufen wollten? Halten Sie die Ohren steif, Ivan!

17 Gestatten: Borstenmuffel

Freitag, 7. Mai 2004

Dies ist das erste Mal seit mehreren Wochen, daß ich wieder schreibe.

Ich habe viel Zeit mit Schlafen verbracht. Ich glaube, daß die Nebenwirkungen der Chemotherapie nun doch heftig durchschlagen. Ich führe ein ruhiges Leben – das tut mir gut. Von dem ersten Behandlungszyklus, der vor gut einem Monat zu Ende ging, habe ich bis zum Schluß fast nichts gemerkt.

Dieser zweite Zyklus ist genauso verlaufen wie vorhergesagt: Meine anfängliche Hyperaktivität wich, zehn Tage nachdem ich die Tabletten genommen hatte, einer schweren Lethargie. Und lethargisch bin ich seitdem auch geblieben. Vorher war ich zwischen vier und sechs Uhr morgens aufgewacht und hatte nicht selten, bevor irgend jemand sonst in meiner Zeitzone wach war, schon alles geschrieben, was ich hatte schreiben wollen.

Jetzt werde ich gegen halb acht Uhr wach, kippe den Kaffee hinunter und esse das süße Porridge, das ich meistens hocherfreut auf meinem Nachttisch vorfinde, und schlafe trotz allergrößter Bemühungen des *Today*-Radioprogramms schon vor neun Uhr wieder ein. Ich sollte das

Radio nach *Thought for the Day* wirklich wieder lauter stellen.

Daß ich mich richtig anziehe, passiert selten vor dem Mittagessen und manchmal auch gar nicht. Das Positive an alldem muß wohl sein, daß Ruhe gut für mich ist. Ich fühle mich auch wohl, und alle, die mich im wachen Zustand antreffen, finden anscheinend, daß ich gar nicht schlecht aussehe. Das Negative jedoch ist, daß die Tage nur so vorbeiziehen und nichts den einen vom nächsten unterscheidet. Das bestätigt wieder einmal, daß dramatische Umstände und Krisen eine Verlangsamung der Zeit bewirken, während Friede, Ruhe, Erholung und das Ausbleiben von Katastrophen die Zeit schneller verstreichen lassen.

Heute habe ich wenigstens die Örtlichkeit gewechselt, zurück nach Schottland, allerdings nach Edinburgh statt ins Hochland. Ich richte mich hier auf ein langes erholsames Wochenende in angenehmer Gesellschaft ein.

Ich hatte mir schon halbwegs vorgenommen, mich dafür zu entschuldigen, daß dieser Eintrag so lang ist. Aber ich werde es nicht tun. Ich bin wirklich froh, daß, abgesehen von gelegentlichen leichten Kopfschmerzen, nichts passiert ist, seit ich das letzte Mal geschrieben habe, und daß ich ein so ruhiges Leben führe. Das tut mir gut. Das Drama wird sich schon früh genug von selbst wieder einstellen.

Mittwoch, 2. Juni 2004

Den Gedanken an die Geburt meines Sohnes habe ich lange Zeit von mir geschoben. Ich habe ihn mehrmals im Ultraschall gesehen und gespürt, wie er sich bewegt. Die Angst vor dem, was mir zustoßen könnte, bevor er auf der Welt ist, hat mich bisher davon abgehalten, mich auf die erste Begegnung mit ihm zu freuen.

Zu den wirklich deprimierenden Dingen an dieser Krankheit gehört, daß sie einen, ohne daß man es merkt, dazu bringen kann, sich in sich selbst zurückzuziehen. Krebs und alles, was damit zusammenhängt, beeinträchtigt das eigene Leben so sehr, daß man leicht den Blick für das Leben anderer Menschen verliert. Die Chemotherapie ist anstrengend, und manchmal sitze ich einfach nur da, sehe die Welt vorbeiziehen und warte darauf, daß die Leute, die sich um mich kümmern, kommen und gehen. Das Leben der mir nahestehenden Menschen ist aber ein Teil meiner Zukunft. Sie sind die Zukunft, die Gegenwart sein wird, wenn ich nicht mehr bin. Deshalb wird es jetzt Zeit, etwas tapferer zu sein und meinen Part zu übernehmen.

Medizinisch gesehen scheint es mir gutzugehen. Ich habe gerade mit meinem dritten sechswöchigen Chemotherapiezyklus begonnen, und meine Bluttests haben ergeben, daß ich ihn gut vertrage. Außerdem habe ich einen wichtigen Punkt erreicht, als mir klar wurde, daß seit meiner letzten Operation mehr als drei Monate vergangen sind. Drei Monate nach meiner Novemberoperation brauchte ich bereits die nächste. Jetzt dagegen, dreieinhalb Monate nach meiner Februaroperation, geht es mir gut, besser als erwartet. Die paar Monate, in denen ich richtig überdreht war, scheine ich hinter mir zu haben. Und ich bin froh, daß ich es geschafft habe, die Einnahme der Steroide zu reduzieren.

Nun versuche ich also, meine Kraft wieder zusammenzunehmen und mich daran zu erinnern, daß ich an mehr als ein Kind zu denken habe. Diese Woche müßten wir unseren Sohn wieder im Ultraschall sehen können. Letzte Woche haben wir seinen Herzschlag über einen Monitor gehört, gleichmäßig und stark. Er ist dauernd in Bewegung.

Alles, was wir jetzt tun können, ist, das Haus für seine Ankunft vorzubereiten und uns Gedanken über seinen

Namen zu machen. Lange wird es jetzt nicht mehr dauern – er soll im Juli kommen.

Freitag, 18. Juni 2004

Mit der Feier meines siebenunddreißigsten Geburtstags vor ein paar Tagen habe ich einen weiteren Meilenstein hinter mich gebracht. Ich war immer ein großer Anhänger von Geburtstagen, und dieser war besonders gelungen. Wir drei und der Bauch haben ihn in Suffolk in einem Hotel und dessen Umgebung verbracht. Irgendwie haben sich die Feierlichkeiten und Geburtstagsessen über mehrere Tage hingezogen, was für mich ein schönes Erlebnis war. Es hat mich zu einem Zeitpunkt aufgemuntert, als ich ein bißchen zu kämpfen hatte.

Ich scheine gut auf die verschiedenen Dinge anzusprechen, die unternommen worden sind, um mich am Laufen zu halten. Eigentlich müßte ich glücklich sein und mich in die Vorbereitungen für das Baby stürzen, das in vier Wochen kommen soll. In gewissem Maß ist das auch so.

Allerdings habe ich zu Hause einen neuen Spitznamen bekommen: Borstenmuffel. »Borsten« aufgrund meiner seltenen Begegnungen mit einer Rasierklinge und »Muffel« aus offensichtlichen Gründen. Manchmal versuche ich, mich vorzustellen mit: »Gestatten: Borstenmuffel«, was mir gelegentlich einen Lacherfolg einbringt, meistens jedoch von meiner inzwischen fast zweieinhalbjährigen Tochter, die schon immer Wert auf Genauigkeit gelegt hat, umgehend korrigiert wird: »Nein, bist du nicht. Du bist mein Papa.«

Der süße Schatz.

Positiv zu bleiben ist ein Kampf, den ich anscheinend immer wieder von neuem kämpfen muß. Es ist einfach schwierig, mit der Ungewißheit zurechtzukommen. Mittlerweile weiß ich aus leidvoller Erfahrung, wie schnell sich mitten in einer guten Phase die Notwendigkeit eines schwerwiegenden und riskanten Eingriffs ergeben kann. Die beste Strategie ist natürlich die, aktiv zu bleiben, den Blick nach außen statt nach innen zu richten und sich auf das Leben, wie es jetzt ist, einzulassen, statt sich über das Sterben zu einem unbekannten Zeitpunkt in der Zukunft Sorgen zu machen.

Dieser Trick gelingt mir aber nicht jeden Morgen mit derselben Leichtigkeit. Während unseres Aufenthalts in Suffolk fuhren wir nach Sutton Hoo, um die historische Stätte zu besichtigen, wo Ende der dreißiger Jahre der Sachsenschatz aus dem siebten Jahrhundert gefunden wurde. Ein berühmter Maskenhelm, der dort ausgegraben wurde, befindet sich im British Museum, aber die Fundstätte selbst verfügt über ein recht neues Besucherzentrum, das eine Menge Detailwissen über das Leben vor eintausenddreihundert Jahren liefert, als England anfing, sich zu einem einzigen Staat zu konsolidieren. Die Gräber sind nach all den Jahrhunderten immer noch sichtbar, und eins, das vor langer Zeit von Plünderern zerstört wurde, ist wieder hergerichtet worden, um zu veranschaulichen, wie es zur Zeit der Sachsen ausgesehen haben mag. Mir gefällt der Gedanke, daß jemand schon seit Dutzenden von Generationen tot sein und dennoch durch alles, was er hinterlassen hat, zu den Lebenden sprechen kann.

Damals war das Leben, wie fast immer in den Zehntausenden von Jahren menschlicher Existenz, hart und oft kurz. Ich kann mir vorstellen, daß es damals auch eine ziemliche Leistung gewesen sein muß, siebenunddreißig zu werden.

From: Julie, Großbritannien
Ich selbst bin zum ersten Mal auf Ihr Tagebuch gestoßen, als mein zukünftiger Mann letzten Oktober ein Ependymom in der Wirbelsäule diagnostiziert bekam. Zum Glück war seine Operation erfolgreich und der Tumor gutartig, so daß Paul jetzt dank regelmäßiger Beschäftigungs- und Physiotherapie wieder arbeiten kann, wenn auch ohne Gefühl in Unterarmen und Händen. Heute habe ich ihm zum ersten Mal Ihr Tagebuch gezeigt, denn die Erfahrung, die Sie mit den Telefonverkaufsmitarbeitern der Bank gemacht haben, war auch für ihn während seiner Rekonvaleszenz zu Hause ein Anlaß ständigen Ärgers. Am meisten haßt er allerdings Pendler, die einem vorkommen, als würden sie die Leute am liebsten von der Fahrbahn abdrängen, wenn sie dadurch auch nur eine Sekunde früher am Ziel wären. Auch er reagiert jetzt emotional auf Dinge, die er vor seiner Diagnose als albern abgetan hätte. So starrte ich ihn ungläubig an, als er, genau wie ich, am Ende von *Love Actually* [dt. *Tatsächlich Liebe*] in Freudentränen ausbrach, und der Himmel sei uns gnädig, wenn bei *Countdown!* der Underdog gewinnt. Ich habe Ihr Tagebuch gerne gelesen und finde es sehr tapfer von Ihnen, Ihre Erfahrungen zu teilen. Sie haben mir durch ein paar dunkle Stunden hindurchgeholfen, und dafür danke ich Ihnen.

From: Sharon, Großbritannien
Bleiben Sie positiv! Was mich aufrechterhält (ich erhole mich gerade von Brustkrebs), sind die folgenden schönen Zeilen und natürlich meine wunderbare Familie und meine Freunde.

> Das Gestern ist Geschichte,
> Das Morgen ein Rätsel,
> Das Heute ein Geschenk von G-tt,
> Ein Präsent, ganz gegenwärtig, eben präsent.

Niemand weiß, was der nächste Augenblick bringen wird; genießen Sie deshalb jede Sekunde, vor allem mit Ihrer Frau und Ihrer süßen Tochter. Das alles ist so kostbar.

From: Matt, Großbritannien
Viel Glück, Kumpel. Ich fand's manchmal schwierig, Ihr Tagebuch zu lesen – ich glaube, ich möchte mich nicht so gern mit meinen Ängsten vor dem Sterben und vor schwerer Krankheit auseinandersetzen. Dennoch finde ich es gut, daß Sie es geschrieben haben, wirklich tapfer. Auf jeden Fall hoffe ich, daß Sie wieder ein bißchen zu Kräften kommen und einen Weg finden, die Zeit, die so schnell vergeht, mit mehr Sinn zu füllen.

From: Philip Dickinson, Großbritannien
Ivan, ich habe Ihre Kolumne in den letzten paar Monaten oft gesehen, aber nicht weiter beachtet. Dann zeigte sich letzte Woche bei einer MRT (wegen des Verdachts auf Leistenzerrung) eine Wucherung, vermutlich ein Tumor, was sich jedoch in einer demnächst geplanten Biopsie noch bestätigen muß. Plötzlich drehten sich meine düsteren Gedanken nur noch um mich selbst, und mir fällt es oft schwer, mich an den einfachsten zwischenmenschlichen Interaktionen zu beteiligen. Dabei gibt es so viel Positives zu bedenken, und bis jetzt liegt auch noch *keine* sichere Diagnose vor; deshalb will ich meine Ängste erst einmal, so gut es geht, wegschließen. Jetzt sehe ich erst, wie tapfer Ihr Kampf ist.

18 Die Sache mit den Schuhen

Mittwoch, 14. Juli 2004

Jetzt ist es nur noch ein Tag bis zum errechneten Geburtstermin unseres Sohnes. Wenn alles gutgeht, müßte er irgendwann in den nächsten zwei Wochen kommen.

Dank einer Schwangerschaft, zwei größerer Hirnoperationen und ständiger Tumorbehandlung haben wir eine Menge Erfahrung im Umgang mit der Ärzteschaft gemacht. An anderer Stelle habe ich bereits geschrieben, wie sehr ich die Fähigkeit und Beharrlichkeit von Ärzten bewundere. Dennoch hoffe ich, mir nicht allzusehr zu widersprechen, wenn ich nun beschließe, ein paar Dinge anzuregen, die manche von ihnen noch besser machen könnten.

Fangen wir mit dem Problem der Übermittlung schlechter Nachrichten an. Niemand überbringt gern schlechte Nachrichten. Ich weiß, ich bin nicht der erste, der das schreibt, aber das Problem mit den Schuhen hat noch keiner so richtig in den Griff bekommen. Wenn ein Arzt schlechte Nachrichten verkündet, sollte er dem Patienten einfach in die Augen schauen und nicht auf seine eigenen Füße oder die seines Gegenübers.

Schlechte Nachrichten sind schlechte Nachrichten, aber meine Diagnose hätte mich längst nicht so erschüttert, wenn der betreffende Arzt sich ein bißchen mehr Zeit genommen hätte, mir zu erklären, was als nächstes mit mir passieren würde und mit welchen Maßnahmen mir geholfen werden könnte. So aber verließ ich das Krankenhaus wie unter Schock und fing erst langsam an, mir zusammenzureimen, was meine Behandlung bedeuten würde. Und der Arzt, der mir meine Diagnose mitgeteilt hatte, konnte gar nicht schnell genug aus dem Raum verschwinden und mich einer Krankenschwester überlassen. In den fast zwei Jahren, die seitdem vergangen sind, hatte ich noch eine Reihe von Schocks zu verkraften und kann die Dinge inzwischen sachlich und nüchtern sehen. Doch damals, ganz am Anfang, hätten etwas mehr Zeit und ein paar überzeugende, ermutigende Worte mehr die erste Woche so viel weniger qualvoll machen können.

Ich nehme an, manche Ärzte befällt ein Gefühl des Versagens, wenn sie eine schlechte Nachricht für ihren Patienten haben. Aber man sollte die Dinge auch anders betrachten. Egal wie die Prognose lautet, es muß immer irgendeinen Weg nach vorn geben, selbst wenn die Behandlung palliativ und nicht kurativ ist. Und aus persönlicher Erfahrung weiß ich, daß es mir immer gleich viel besser ging, wenn jemand vor mir stand und mir in überzeugtem Ton erklärte, wie meine Behandlung voranschreiten würde. Ärzte können leicht den Blick dafür verlieren, was es bedeutet, Patient zu sein. Sie sind Teil eines Systems, das sie verstehen.

Patienten ist oft gar nicht klar, was sie erwartet. Wenn ich irgendwo hinkomme, wo ich mich nicht auskenne, ist es mir nie klar. Es dauert weniger als eine Minute, zu einem Patienten zu sagen: »Ich heiße Dr. Soundso und bin Facharzt für X. Ich bin hier, um Ihnen bei Problem Y zu helfen. Dr. Dingsbums hat Sie zu mir geschickt.« Das passiert jedoch nur ganz selten.

Ärztinnen und Ärzte kleiden sich heutzutage viel freundlicher, was wiederum dazu führen kann, daß sie überhaupt nicht als solche zu erkennen sind.

Patienten glauben gerne, daß der Arzt weiß, wer sie sind. Tatsächlich können sich aber nur sehr wenige Ärzte im Detail an ihre Patienten erinnern – dafür haben sie ja ihre Aufzeichnungen. Trotzdem macht es aus der Sicht der Patienten einen ganz anderen Eindruck, wenn der Arzt, bevor der Patient das Sprechzimmer betritt, zumindest noch einmal so viel von seinen Notizen überfliegt, daß er weiß, wann und warum der Patient das letzte Mal da war. Auf psychologischer Ebene ist damit viel gewonnen.

Und wenn Patienten fast jedesmal, wenn sie kommen, einen anderen Arzt vor sich haben, muß irgend etwas im System geschehen, um die Kontinuität der ärztlichen Versorgung zu verbessern. Es ist schon irritierend, mit seiner Partnerin zur Schwangerschaftsvorsorge zu gehen und festzustellen, daß der anwesende Arzt offensichtlich entweder nicht die Zeit gehabt hat, die hingekritzelten Notizen seines Vorgängers vom letzten Mal zu lesen, oder einfach nicht schlau aus ihnen wird.

Insgesamt hat man das Gefühl, in einem System zu stecken, das sich eher auf evolutionäre denn auf geplante Weise ausgedehnt hat. In einer so riesigen und schon so lange existierenden Institution wie dem National Health Service kann das natürlich nicht ausbleiben. Dennoch muß einfach genügend Zeit sein, sich ein paar Dinge anzuschauen und zu fragen, ob sie dem Wohl der Patienten, rein praktisch-administrativen Zwecken oder – nach all der Zeit – nichts und niemandem dienen.

Natürlich ist mir bewußt, daß wir in einem hochentwickelten Land leben, in dem gute Gesundheitsversorgung weitgehend kostenlos ist. Und vielleicht erwecke ich auch den Eindruck, auf hohem Niveau zu jammern. Dennoch weiß ich, daß ich nicht der einzige bin, der davon überzeugt ist, daß zufriedenere Patienten länger leben und schneller gesund werden.

From: Caroline, Großbritannien
Ich kann nur unterstreichen, was Sie sagen. Ich habe die gleiche Erfahrung gemacht, als mein verstorbener Mann Richard vor neun Jahren die Diagnose Hirntumor bekam. Alle Klinikfachärzte, die damit zu tun hatten, gaben uns die Information stückweise. Der einzige, der mir die Wahrheit sagte, war unser Hausarzt – eine ganze Menge fand ich auch dadurch heraus, daß ich in Richards Krankenakte las, während wir auf eine Computertomographie warteten. Ganz hervorragend betreut wurde er von seinem chirurgischen Onkologen und Neurologen, aber wissen Sie, was das Geheimnis ist? Genausoviel zu wissen wie sie! Indem ich stundenlang medizinische und pharmazeutische Internet-Seiten studierte, wurde ich zur Laienfachfrau in bezug auf Hirntumoren und ihre Behandlung. Erst als wir ihre Sprache sprachen, wurden wir wie Menschen und nicht wie statistische Größen behandelt.

From: Sue, Südwales
Prima, daß Sie das gesagt haben, Ivan! Ich habe über dreißig Jahre lang im Gesundheitswesen gearbeitet und war hin und wieder auch Patientin. Sie haben genau das in Worte gefaßt, was ich in meiner Branche empfunden und erlebt habe. Schicken Sie es an medizinische Fakultäten! Hier werden nämlich unsere künftigen Ärzte ausgebildet. Viele junge Assistenzärzte sind arrogant und nicht auf die häßliche Seite des Lebens und gesundheitliches Leid vorbereitet. Wenn ihre Chefs (die Klinikfachärzte) sich am Krankenbett schlecht benehmen, was insbesondere bei vielen Chirurgen der Fall zu sein scheint, muß ihnen auf der Universität gutes Benehmen und Kommunikationsfähigkeit beigebracht werden.

From: Ellen, Großbritannien
Als angehende Ärztin (im Februar, so Gott will) habe ich verstanden,

worum es Ihnen geht. Mein ganzes Medizinstudium hindurch habe ich Beispiele von geringer Kommunikationsfähigkeit bei hochqualifizierten und angesehenen Klinikfachärzten erlebt. Das Dumme daran ist, daß sie uns, die wir heute Medizin studieren, einen schlechten Ruf anhängen! Wir trainieren unsere Kommunikationsfähigkeit in sicherer Umgebung, indem wir Übungen mit Schauspielern auf Video aufzeichnen. Das ist höchst aufschlußreich und kommt mir hoffentlich zugute, wenn ich zum ersten Mal jemandem eine schlechte Nachricht mitteilen muß. Allerdings wollen gar nicht alle Patienten die ganze Wahrheit über ihre Situation wissen, und deshalb liegt ein Teil der Fähigkeit auch darin, zu beurteilen, wieviel Information für jeden einzelnen Patienten genug ist.

From: Susan, Schottland
Ich kann mich nur zu gut an jenen schicksalhaften Tag erinnern, an dem bei mir Morbus Hodgkin diagnostiziert wurde. Der Klinikfacharzt informierte mich über die Krankheit, und das war's dann. Er sagte mir, ich bräuchte Chemo- und Strahlentherapie und daß sie sofort damit anfangen würden. Ansonsten erfuhr ich überhaupt nichts. Ich war vollkommen konsterniert und brach in Tränen aus, kaum daß ich das Krankenhaus verlassen hatte. Es wäre so viel leichter gewesen, wenn der Arzt mir nur gesagt hätte, daß die Krankheit behandelt werden kann, was ich zu dem Zeitpunkt noch nicht wußte. Das ist jetzt fast drei Jahre her, aber ich erinnere mich daran, als wäre es gestern gewesen.

From: Patricia Evemy, Großbritannien
Ich kann mir nicht mal annähernd vorstellen, wie es Ärzten wohl geht, wenn sie jemandem eine schreckliche Nachricht mitteilen müssen. Als bei mir, nach einem »Routine«-Eingriff, Eierstockkrebs diagnostiziert wurde, beschrieb der Arzt genau die Symptome und Größe des Tumors, brachte das Wort »Krebs« jedoch nicht über die Lippen. Ich erinnere mich aber noch, wie es war, meinen Eltern davon zu erzählen, denn diese Aufgabe war mir überlassen worden, und im Rückblick bin ich in vielerlei Hinsicht dankbar dafür. Das soll

jedoch die Tatsache nicht schmälern, daß ich meinen Ärzten siebzehn Jahre später für ihr rasches, lebensrettendes Handeln immer noch dankbar bin. Ich wurde übrigens ebenfalls mit zwei Kindern gesegnet, von denen sie ursprünglich meinten, ich würde sie nach Operation und aggressiver Chemotherapie nie bekommen. Ihnen und Ihrer Familie wünsche ich alles erdenklich Gute; wieviel leichter wird es sein, die gute Nachricht von der Geburt Ihres zweiten Kindes zu verkünden und zu hören!

From: Jonathan Traynor, Nordirland
So ist es, Ivan! Nachdem ich vier Jahre lang als Kommunikationstrainer im Gesundheitswesen tätig gewesen bin, kann ich nur bestätigen, daß die meisten Ärzte die Kommunikationsfähigkeit einer Stechmücke besitzen! Sie sind ganz hervorragend in ihrem Beruf – außer wenn sie mit einfachen Sterblichen über Dinge wie Prognosen, Diagnosen etc. sprechen müssen. Schon diese Begriffe sind vielen ein Rätsel. Also los, ihr Herren Ärzte, laßt euch in elementarer Kommunikationsfähigkeit ausbilden!

From: Jenny, Großbritannien
Ihr letzter Eintrag hat mir so gut getan. Meine Mutter starb vor sechs Jahren an Brustkrebs, und der Schmerz, den wir erlitten, wurde durch die völlige Unfähigkeit ihres ersten Klinikfacharztes, schlechte Nachrichten zu übermitteln, noch viel schlimmer. Was das Ganze aber erst zur Tragödie werden ließ, war die Tatsache, daß die örtlichen Hausärzte, mit denen ich nach dem Tod meiner Mutter sprach, allesamt von dem geringen Einfühlungsvermögen dieses Klinikarztes wußten, aber nichts zur Lösung des Problems unternahmen. Am Ende fanden wir einen wunderbaren Neurologen, der imstande war, meiner Mutter mit Würde und Ehrlichkeit zu begegnen, wenn er schlechte Nachrichten für sie hatte, und der ihr und uns dabei tatsächlich in die Augen schaute. Vielleicht haben Sie hier etwas gefunden, wo Sie wirklich eine Veränderung bewirken können.

From: Mo, Großbritannien
Wir dürfen nicht vergessen, daß Ärzte auch Menschen sind, die selbst zuweilen zu Patienten werden. In jedem Beruf ist es schwierig, schlechte Nachrichten zu überbringen.

Betrachtung – Stephen Kettlewell

Ich bin Chirurg, praktiziere in Schottland und habe Ivan im Juli 2004 eine Mail geschickt, nachdem er darüber geschrieben hatte, wie schwierig es ist, schlechte Nachrichten zu überbringen.

Seine Ausführungen waren eine hilfreiche Erinnerung daran, daß das, was für einen im Gesundheitswesen Tätigen nur ein weiterer Arbeitstag ist, im Leben des Patienten vielleicht den schlimmsten Tag überhaupt bedeutet. Ich war damals – und bin auch heute – mit ihm der Meinung, daß das Überbringen schlechter Nachrichten eine sehr schwierige Aufgabe sein kann.

Nach meiner Erfahrung scheinen jedoch die meisten Patienten zu wissen, daß man schlechte Nachrichten für sie hat, sobald man den Raum betritt. Ein Großteil meiner Kollegen würde mir da sicher zustimmen, und ich nehme an, der Grund dafür ist unsere Körpersprache oder die Wahrnehmung, die die Patienten selbst von ihrem Problem haben. Ich glaube, ich könnte an den Fingern abzählen, wie oft Leute von dem, was ich ihnen zu sagen hatte, vollkommen überrascht wurden – und das waren dann in der Regel eher junge Leute.

Ich habe gelernt, daß Patienten von dem, was man ihnen sagt, oft gar nicht viel registrieren. Deshalb versuche ich so direkt wie möglich zu sein. Und es kostet tatsächlich sehr viel Überwindung, einem Patienten in die Augen zu schauen und ihm zu sagen: »Ja, die Untersuchungsergebnisse sind da, und sie zeigen, daß wir es mit einem Tumor zu tun haben.« Jemandem zu erklären, daß seine Hoffnungen und Träume sich nicht erfüllen werden und daß er eine Krankheit hat, die niemand auf der Welt heilen kann, ist, menschlich gesehen, eine überaus schwierige Angelegenheit.

Man geht allgemein von einer »Akzeptanzkurve« beim Empfangen schlechter Nachrichten aus – und zwar schlechter Nachrichten aller Art, sei es in bezug auf Gesundheit, Ehe, Finanzen oder was auch immer. Dabei durchleben die Menschen Phasen der Leugnung, der Wut und der Depression, um am Ende, vielleicht, zur Akzeptanz zu gelangen. Wir als Ärzte müssen also den Menschen gestatten, diese Kurve zu vollziehen.

Was ich schon probiert habe, ist, die Konsultation mit den »schlechten Nachrichten« auf Tonband aufzunehmen und den Patienten mitzugeben, damit sie sich die Einzelheiten später noch einmal anhören können; einen Großteil der Informationen, die auf die Aussage: »Es tut mir leid, es ist Krebs« folgen, vergessen sie nämlich sofort. Durch ihre Köpfe schießen plötzlich Gedanken wie: »Jetzt muß ich bald sterben« oder: »Diese Hochzeit in der Verwandtschaft werde ich nicht mehr erleben«, oder sie machen sich Sorgen darüber, wie stark ihre Schmerzen wohl sein werden. Wenn sie ein Tonband mit nach Hause nehmen, können sie sich wenigstens nach einer gewissen Zeit, die sie zum Aufnehmen der anfänglichen Information brauchen, die übrigen Einzelheiten noch einmal in Ruhe anhören.

Die Leute gehen vom Schlimmsten aus – sie nehmen Krebs als eine lebensbedrohende, oft tödliche Krankheit wahr, was ja leider in den meisten Fällen auch stimmt. Manchmal hat das zur Folge, daß Ärzte Dinge unter den Teppich kehren und mit Patienten nicht so klar sprechen, wie sie es eigentlich könnten. Das trifft sicher nicht pauschal zu, und ich denke, die Norm dürfte heute die sein, mit Patienten so eindeutig wie möglich umzugehen. Aber viele Ärzte verhüllen nach wie vor, was sie eigentlich zu sagen haben.

Allerdings habe ich auch Patienten mit schrecklichen Tumoren erlebt, die sich ganz hervorragend davon erholt haben. Ich vermute, das ist einer der Gründe, warum manche Ärzte versucht sind, im Zweifelsfall eher Optimismus an den Tag zu legen, wenn sie schlechte Nachrichten übermitteln – einfach weil die Person, die da vor ihnen sitzt, genau der eine von zehn Patienten mit dieser Art Krebs sein könnte, der noch länger als fünf Jahre leben wird.

Krebs ist grausam, weil er uns etwas über die Zukunft sagt. Jeder Mensch könnte mitten in der Nacht aufwachen und einen Herzinfarkt haben. Krebs dagegen gibt einem eine Vorstellung von dem, was einen erwartet, wovon man sonst gar nichts wüßte. Diese Vorstellung kann aber auch dazu benutzt werden, Patienten zu stärken.

Ein Kollege hatte eine Patientin, eine junge Frau, mit einer Art Krebs, an der sie sterben würde. Ivan hat beschrieben, wie Überlebensraten berechnet werden und daß letztlich niemand weiß, wie lang ein Patient leben wird. Mein Kollege erklärte seiner Patientin offen und ehrlich, wie lange sie mit ihrem Krebs ohne Behandlung noch würde leben können und um wieviel eine Chemotherapie ihre Lebenserwartung verlängern würde. Er verschwieg ihr aber auch nicht, mit welchen Beeinträchtigungen durch die Behandlung sie in der ihr verbleibenden Zeit zu rechnen hätte. Die junge Frau verschwand, doch eines Morgens kam ihre Mutter ins Krankenhaus und brachte meinem Kollegen einen Brief von ihr, in dem stand, die Tatsache, daß er ihn jetzt erhalte, bedeute, daß sie gestorben sei. Weiter stand aber darin, daß sie in der Zeit seit ihrer Diagnose an alle möglichen Orte der Welt gereist sei, die sie immer habe besuchen wollen. Sie dankte ihm dafür, daß er so offen und ehrlich gewesen war – denn das hatte ihr erlaubt, das Beste aus der ihr noch verbleibenden Zeit zu machen.

19 Winzige Hände

Samstag, 24. Juli 2004

Am Mittwoch morgen wurde unser Sohn geboren. Er scheint ein gesunder, relativ zufriedener kleiner Kerl zu sein. Gerade lag er eine Stunde dösend auf meiner Brust, was ich sehr genossen habe; währenddessen habe ich versucht, auf meinem Handy E-Mails zu lesen, und ihn, immer wenn er sich bewegte, ein bißchen hin und her gewiegt.

Unsere Tochter ist auch begeistert von »ihrem« Baby. Wir haben ihr ein Geschenk mitgebracht, aber sie interessierte sich viel mehr für ihren neuen Bruder, küßte ihn und hielt seine winzigen Hände.

Bis zur letzten Minute hatte ich Angst, es ginge mir womöglich nicht gut genug, um während der Entbindung bei meiner Frau zu sein. Am Montag hatte ich schlimme Kopfschmerzen bekommen, derentwegen ich zwei Tage lang außer Gefecht gesetzt war und mir ernstlich Sorgen darüber machte, was da wohl passierte. Sie verschwanden jedoch noch rechtzeitig, und jetzt bin ich wieder fit.

Ich habe meiner Frau schon vor langer Zeit versprochen, ihr Leben und das unserer Kinder als etwas Privates aus diesem Tagebuch herauszuhalten. Aus diesem Grund werde ich keine weiteren Einzelheiten über den niedlichen kleinen Knirps erzählen, der gerade ein selbständiger Teil unseres Lebens geworden ist.

Statt dessen möchte ich den Hebammen, die am Dienstag und Mittwoch auf der Entbindungsstation des Royal Free Hospital in London Dienst hatten, meinen tiefempfundenen Dank aussprechen. In ihrer enthusiastischen und beruhigenden Art haben sie ausgezeichnete Arbeit geleistet und eine Umgebung geschaffen, die genau dem entsprach, was wir uns erhofft hatten.

Und die Krönung des Ganzen war, daß meine Schwägerin ununterbrochen für Nachschub an Kaffee und Muffins sorgte.

Donnerstag, 12. August 2004

Unser Sohn ist jetzt drei Wochen alt. Es ist ein Vergnügen, ihn kennenzulernen, und ich liebe seine fragende Miene, wenn er die Augen aufmacht. Diese Zeit war aber auch deswegen besonders glücklich, weil ich einmal nicht pausenlos über Meilensteine nachgegrübelt habe, die ich erreichen will.

Ich könnte mühelos wieder in diese Unart verfallen und mir ein paar neue ausdenken. Zum Beispiel könnte ich darüber sinnieren, wie sehr ich mir wünsche, sein erstes Lächeln, sein erstes Krabbeln, seine ersten Schritte zu sehen und seine ersten Worte zu hören. Aber wo würde das enden? Bei seinem ersten Schultag? Seinem ersten Tag im Beruf? Seinem ersten Kind?

Der Wunsch, zu erleben, wie er sicher zur Welt kommt, war für mich eine riesengroße Belastung und Sorge. Ich hatte wirklich gedacht, die Chancen stünden dagegen, daß ich bei seiner Geburt noch da wäre, und natürlich habe ich mir auch darüber Sorgen gemacht, was ihm alles zustoßen könnte. Jetzt ist er gesund und munter, so wie ich anscheinend auch für eine Weile. Ich genieße einfach das Leben mit ihm und dem Rest der Familie.

Natürlich wird das nicht ewig so weitergehen. Am Tag, an dem diese Zeilen erscheinen, werde ich gerade meinen Bluttest haben, meine Medikamente für die Chemo abholen und mit meinem Onkologen über den Beginn des, wie ich meine, fünften Zyklus meiner derzeitigen Chemotherapie sprechen.

Es scheint alles gut zu laufen. Ich habe es endlich geschafft, mich der Steroide zu entwöhnen, die ich genommen habe, um die Tumorschwellung unter Kontrolle zu halten und Kopfschmerzen zu lindern. Das ist prima, denn es nimmt eine Last von meinem Immunsystem und gestattet mir den Versuch, etwas von dem Gewicht loszuwerden, das ich aufgrund des gewaltigen Appetits zugelegt habe, den ich den Pillen zu verdanken hatte.

Ich weiß aber, daß mein Onkologe mich in nicht allzu ferner Zukunft zu einer Kernspintomographie wird bestellen wollen. Tomographien und vor allem der Moment, in dem man die Ergebnisse bekommt, machen mir angst. Ich hasse sie, und ich hasse es zu wissen, daß sie bevorstehen. Mir wäre es viel lieber, wenn sie unangekündigt gemacht und die Ergebnisse mir sofort im Anschluß daran mitgeteilt würden. Aber so funktioniert die Welt nun mal nicht. Von allen Tomographien, die ich hatte, hat nur eine einzige eine gute Nachricht gebracht – die, mit der meine Remission bestätigt wurde. Seit März habe ich keine mehr gehabt.

Was nun wahrscheinlich passieren wird, ist, daß ein weiterer Meilenstein ins Tagebuch eingeht und ich auf den Tag X werde warten müssen. Die Tomographie selbst ist nicht unangenehm, sieht man von der Spritze ab, die ich nach der Hälfte der Zeit bekomme. Die Ergebnisse müssen jedoch von einem Fachmann aufgezeichnet und meinem Arzt zugeschickt werden, was in der Regel zwei Tage dauert, lang genug also, um meine Nerven zu strapazieren.

Ich sollte jetzt aufhören, darüber nachzudenken, und mich lieber um die Windel meines Sohnes kümmern.

From: Kath Poole, England
Glückwunsch Ihnen allen zur Geburt Ihres kleinen Jungen. Alles Gute und Gottes Segen. Sein Vater und seine Mutter sind wirklich erstaunliche Menschen.

From: Rachel Adler, Großbritannien
Lieber Ivan, herzlichen Glückwunsch zu Ihrem Sohn! Meine Eltern haben beide vor kurzem Krebs in einem späten Stadium diagnostiziert bekommen. Ihr Tagebuch zeigt, daß ein Leben mit Krebs genau das bedeutet, nämlich zu leben, und daß es darin durchaus auch Momente reinen Glückes und ungetrübter Freude gibt. Danke, daß Sie sich die Zeit nehmen, uns daran zu erinnern.

From: Carolyn Bissell, Großbritannien
Ich hoffe, die kommenden Nächte sind ruhig und die Tage voller freudiger Gluckser.

From: Amit, London
Ich praktiziere als Arzt in London und arbeite jede Woche mit Krebspatienten. Wir sehen nur einen kleinen Ausschnitt ihres Lebens, und ich versuche immer, ihre Hoffnungen in die Zukunft am Leben zu erhalten. Nach meiner Erfahrung scheinen Patienten, die sich eine insgesamt gesündere Einstellung bewahren können, die besseren Ergebnisse zu haben. Ihr Tagebuch hat mir mehr Einblick in das Leben, die Gedanken und Ängste von Patienten gegeben, und ich hoffe, das, was Sie schreiben, wird mich zu einem besseren Arzt machen, damit ich sie in der Stunde der Not unterstützen kann. Danke und viel Freude an Ihrem Sohn!

From: Charlie, Irland
Aus persönlicher Erfahrung mit Krankenhäusern und Tomographien weiß ich genau, wie man sich fühlt, wenn Termine und Arztbesuche einen zermürben und die Aufmerksamkeit immer wieder von wichtigeren Dingen abgelenkt wird. Versuchen Sie, sich die Freude an Ihrem Leben, wie es gerade ist, von der anstehenden Untersuchung nicht verderben zu lassen. Alles, was Sie tun können, ist, Ihren Optimismus zu bewahren und jeden Tag so zu nehmen, wie er kommt.

From: Abigail Cooper, Großbritannien
Ich schicke Ihnen all meine Hoffnungen und Wünsche für Ihre Zukunft und die Ihrer wachsenden Familie. Wir haben vor kurzem meine siebzehnjährige Nichte beerdigt, nachdem sie achtzehn Monate lang gegen ein Osteosarkom gekämpft hatte. Diese Zeitspanne zu durchleben erschien uns wie eine Ewigkeit, doch im Rückblick war sie so kurz, eine Zeit voller Hoffnungen und zerstörter Träume. Alles, was fehlschlagen konnte, schlug fehl. Sie litt entsetzlich unter der fürchterlichen Behandlung, immer mit einem hinreißenden, ansteckenden Lächeln auf den Lippen und so voller Würde und positiver Ausstrahlung. Ohne sie ist das Leben nicht mehr dasselbe, und so kann ich nur hoffen, daß Sie jede Sekunde genießen, was Sie sicherlich tun. Alles Gute!

From: Cliff, Großbritannien
Wenn ich heute abend aus dem Büro nach Hause komme, werde ich meinem vierjährigen Sohn sein Lieblingsessen kochen, eine Lego-Rakete mit ihm bauen und das Beste aus unserem gemeinsamen Leben machen. Machen Sie's gut, Ivan, und vielen Dank – von uns beiden.

20 Ein Ziel in Jahren

Donnerstag, 26. August 2004

Seit zwei Jahren bin ich nun ein Krebsüberlebender.

Am 29. August 2002 stellte sich heraus, daß ich einen Typ von Hirntumor habe, den man hochgradiges Gliom nennt. Der etwas verlegene junge Arzt, der mir die Nachricht eröffnete, formulierte es so: »Gutartige Hirntumoren gibt es nicht, und selbst wenn es sie gäbe, Ihrer wäre keiner.«

Das ruinierte nach Strich und Faden einen schönen Feiertag im August, den ich eigentlich auf einer Hochzeit hätte verbringen sollen. Es stellte mein Leben und das meiner Familie völlig auf den Kopf.

Seitdem haben wir eine Menge durchgemacht. Meine Freundin wurde meine Frau und hat Freud und Leid mit mir geteilt und noch den finstersten Tagen einen Hoffnungsschimmer entlockt. Meine damals sieben Monate alte Tochter ist zu einer faszinierenden, charmanten, irrsinnig komischen und willensstarken Zweieinhalbjährigen (»fast Drei-«, wie sie sagen würde) herangewachsen. Und nach einer eingehenden Gewissensprüfung haben meine Frau und ich uns vor über einem Jahr zu dem Versuch entschlossen, noch ein Kind zu bekommen, unseren jetzt fünf

Wochen alten Sohn. Auf meine Diagnose folgte eine stark dosierte Strahlentherapie. Kurz bevor die anschließende viermonatige Chemotherapie begann, schafften wir es zu heiraten. Nach alldem kam dann auch eine willkommene Abwechslung in unser Leben: Wir erfuhren, daß ich mich in Remission befand. Bei meiner Art von Problem dauern Remissionen im allgemeinen nicht ewig, und so stellten sich schon allzubald wieder Kopfschmerzen ein. Ich mußte mich einem schwerwiegenden hirnchirurgischen Eingriff unterziehen, bei dem das widerliche wachsende Ding entfernt und eine neuartige Form von chemotherapeutischer Substanz implantiert wurde. Gerade rechtzeitig zu unserem ersten Hochzeitstag kam ich aus dem Krankenhaus. Und drei Monate später mußte ich schon wieder unters Messer, um einen weiteren Klumpen schmieriges kanzeröses Zeug aus meinem Kopf entfernen zu lassen. Danach dachte ich, ich sei jetzt auf dem absteigenden Ast, aber seitdem sind sechs Monate vergangen, und mir geht es den Umständen entsprechend sehr, sehr gut. Ich kann mich nicht lange konzentrieren (Freunde würden jetzt sagen, das hätte ich noch nie gekonnt). Ich lasse mich von jemandem begleiten, wenn ich ausgehe, es sei denn, die Umgebung ist mir sehr vertraut. Ich bin nur eingeschränkt sehfähig, da ich durch den Tumor mein rechtes Sehfeld verloren habe. Meine Haare werden nie mehr so sein wie früher. Als Nebenwirkung der Steroideinnahme habe ich ungemein zugenommen und die Jugendlichenakne wiederentdeckt. Ich habe eine Phase extremer Gereiztheit durchlebt, in der ich mir selbst und meinen Mitmenschen eher eine Last war.

Anfang des Jahres habe ich mich, so gut ich konnte, darauf vorbereitet zu sterben. Aber sechs Monate nach dieser letzten Operation geht es mir so gut wie schon lange nicht mehr. Vielleicht bin ich in die zweite Remission eingetreten, von der mein Onkologe mir sagte, daß er sie mir verschaffen wolle. Ich habe gelernt, nicht zuviel über die Zukunft nachzudenken. Ich habe versucht, mit der Angst zu leben und mich nicht ihrer lautlosen, vernichtenden, den Lebenswillen untergrabenden Macht auszuliefern. Ich habe gelernt, daß es selbst bei einer Krankheit wie meiner, die unheilbar, aber manchmal doch in den Griff zu bekommen ist, Zeiten gibt, wo die Dinge sich zum Besseren wenden. Das Glück von heute erzeugt den Schwung für morgen.

Wir haben aus einzelnen Tagen und Wochen, die schwer an unserer Kraft und unserem Willen gezehrt haben, zwei Jahre des Überlebens angesammelt. Ich bin jetzt so daran gewöhnt, mich auf die unmittelbare Gegenwart zu konzentrieren, daß ich mir ein Leben jenseits des Jahreswechsels im Grunde gar nicht vorstellen kann. Aber der optimistischste meiner Ärzte spricht jetzt von einem »Ziel in Jahren«. Ich werde tun, was ich kann, um weiterhin Tage und Wochen anzuhäufen. Leicht ist das nicht, aber ich habe ja inzwischen gelernt, wie es geht.

Mit einem leisen Seufzer der Erleichterung und Freude werde ich den Tag begrüßen, an dem »fast drei« tatsächlich drei wird.

21 Warum? Warum? Warum?

Donnerstag, 23. September 2004

Vor ein paar Wochen erinnerte mich die Lektüre des *New Scientist* an etwas. Damals im Dunkel der Vergangenheit, als unser Bewußtsein sich entwickelte, erkannten wir – wie kein anderes Lebewesen es tat –, daß wir sterblich sind. Wir begriffen die Tatsache, daß dieses ganze Treiben bald ein Ende hat.

Und kaum war diese Erkenntnis da, mußten wir einen Weg finden, sie aus unseren Köpfen zu verbannen. Pausenlos an den bevorstehenden Tod zu denken führt schnurstracks in die Depression – nicht besonders nützlich, wenn man in einer Welt um sein Überleben kämpft, die von schaurigen wilden Tieren bevölkert und von einem besorgniserregenden Mangel an Restaurants geprägt ist.

Das, was ich lernen mußte – die Kunst, für den Moment zu leben, um das Dasein erträglich, ja heiter zu machen –, ist also nichts Besonderes. Und dennoch beherrsche ich sie noch nicht hundertprozentig. Ich kann es mir nicht ganz verkneifen, mich gedanklich in die Zukunft zu versetzen. Wie wäre es, wenn ich an einen Umzug oder an den ersten Schultag meiner Tochter und meines Sohnes denken könnte?

Tatsache ist, daß es mir im Augenblick und schon seit langem richtig gut geht. Ich genieße das Leben und will mehr davon. Vor sechs Monaten sah alles ziemlich düster aus, aber ich habe großes Glück gehabt. Das Endspiel ist zwar noch dasselbe, aber ich habe den Eindruck, daß es weiter entfernt ist als vorher. Deshalb möchte ich etwas tun, um mir selbst zu helfen.

Zum Frustrierendsten an dieser Krankheit gehört das Gefühl der Machtlosigkeit. Ich möchte mich der Situation stellen und die gewaltige Herausforderung, die der Krebs bedeutet, annehmen, aber ich weiß nicht, was ich als nächstes tun kann. Ich vertraue darauf, daß meine Ärzte ihr Bestes getan haben, aber es muß doch etwas geben, was ich, über die Einnahme von Medikamenten und das Bemühen um ausreichend Bewegung hinaus, selbst tun kann.

Es wäre geheuchelt, wenn ich jetzt anfinge zu beten, obwohl ich für die vielen Gebete, die Menschen für mich gesprochen haben, sehr dankbar bin. Ich bleibe aber offen für die Möglichkeiten ergänzender Therapien. Das Problem dabei ist nur, daß das Angebot so groß, die Zahl der auf Qualität geprüften Verfahren dagegen so klein ist.

Natürlich kann man sich leicht an Dinge halten, die nicht besonders viel kosten, wenig Aufwand bedeuten und schlimmstenfalls einfach harmlos sind. So nehme ich täglich ein paar ayurvedische Kräuter und will jetzt anfangen, ein homöopathisches Krebsmedikament zu nehmen. Ende Oktober werde ich mit einem französischen Arzt über Methoden der Immunstimulation sprechen. Und ich habe mich ganz eindeutig gegen Aprikosenkerne entschieden, denn es gab ebenso viele Stimmen dagegen wie dafür und außerdem auch Bedenken wegen möglicher Schädigungen.

Keine dieser Entscheidungen basiert jedoch letztlich auf fundierten wissenschaftlichen Erkenntnissen. Ich habe mich für Dinge entschieden, bei denen ich ein gutes Gefühl hatte. Wer weiß, ob sie mir wirklich helfen werden?

Und ich habe Dinge gemieden, deren Befürworter mir zu penetrant oder zu fanatisch überzeugt erschienen.

Aber wo sind die Untersuchungen und die Doppelblindstudien? Sind sie überhaupt möglich? Wenn ich irgend etwas fände, was mir auch nur eine Woche mehr bei guter Gesundheit schenken würde, würde ich diese Chance beim Schopf packen, aber ich kann und will nicht alles und jedes ausprobieren.

Über die letzten zwei Jahre hinweg habe ich einhundertundeine Empfehlung bekommen. Bis jetzt habe ich keinen besseren Berater als meine eigene Intuition gefunden. Es muß aber doch noch mehr geben.

Donnerstag, 19. Oktober 2004

Unsere Tochter hat den Reiz des Warumspiels entdeckt.

»Warum fahren wir mit dem Bus?«

»Weil wir naß werden, wenn wir es nicht tun.«

»Warum werden wir naß?«

»Weil es regnet.«

»Warum regnet es?«

Andere Eltern kennen diese Übung sicher. Man liefert ein Stückchen einfache Information, und im nächsten Moment kämpft man gegen den Drang an, sich in Erklärungen über Feuchtigkeit, Regen und den Wetterkreislauf zu ergehen.

Die meiste Zeit macht das Spaß. Ich finde es toll, wie sie Wissen aufsaugt. Manche dieser Fragen führen jedoch allmählich zu Antworten, von denen ich gar nicht weiß, wie ich mit ihnen umgehen soll.

»Opa ist der Papa von meinem Papa!« verkündet sie eines Tages vergnügt. Dann wendet sie sich an meinen Vater und fragt ihn: »Und wo ist dein Papa?«

»Nicht mehr da«, antwortet mein Vater.

»Und wo ist er?« will sie daraufhin wissen.

Ich habe ein Buch von der österreichischen Autorin Dr. Susanne Krejsa bekommen, das vom Gespräch mit Kindern über Krebs handelt. Ich kann nicht behaupten, es ganz gelesen zu haben, aber das, was ich gelesen habe, hat mir wirklich die Augen geöffnet.

Da keins meiner Kinder sich letztlich an eine Zeit, bevor ich Krebs hatte, erinnern kann, habe ich mich nie hingesetzt und mir überlegt, wann ich ihnen was und wie darüber erzählen könnte. Aber Krejsa macht deutlich, daß Kinder, die nicht in die Krankheit ihrer Eltern einbezogen sind, sehr schnell darunter leiden. Sie bekommen sämtliche Gefühle und Sorgen mit, haben aber keine Erklärung dafür. Vor allem die Kleinen könnten sich leicht selbst die Schuld dafür geben. Deshalb fangen meine Frau und ich gerade an zu entscheiden, was wir unserer Tochter erzählen sollen.

Das ist alles andere als einfach. Und es gibt im Augenblick ja durchaus auch noch andere Probleme, mit denen wir fertig werden müssen.

Ich habe von Büchern gehört, die eigens dazu geschrieben wurden, Kinder mit der Vorstellung von Verlust vertraut zu machen. Bei dem Gedanken, daß unsere Kleine womöglich so früh in ihrem Leben gezwungen sein wird, über derartiges nachzudenken, würde ich jedoch am liebsten losheulen.

Jedenfalls glaube ich, daß ich jetzt genug gelesen habe, um davon überzeugt zu sein, daß wir nicht mehr allzuviel Zeit verstreichen lassen sollten.

Dienstag, 9. November 2004

Am Donnerstag habe ich die Ergebnisse meiner Tomographie bekommen. Ich bin stabil, wieder in Remission.

Mit Tomographien habe ich kein Problem. Um ehrlich zu sein, genieße ich sie sogar. Aus irgendeinem Grund bin ich ganz gern in beengten Räumen und mag, wie ich schon geschrieben habe, das Geräusch, das der Magnetresonanztomograph erzeugt.

Wovor ich allerdings schreckliche Angst habe, ist das Abholen der Ergebnisse. Doch diesmal war es gar nicht so schlimm wie sonst. Wir hatten unseren Sohn mitgenommen, der uns und den Rest der Anwesenden unterhielt. Als mein Onkologe uns die Ergebnisse mitteilte, waren sie besser, als wir uns erhofft hatten.

Ich wäre schon glücklich gewesen, wenn ich erfahren hätte, daß ich mit der Chemotherapie weitermachen müßte, was mir als die wahrscheinlichste Option erschienen war. Ich fürchtete schon, daß man mir nach mehreren Kopfschmerzattacken und großer Müdigkeit sagen würde, daß sich alles verschlechtert hätte und ich womöglich eine weitere Operation brauchen würde. Doch statt dessen meinte er nur, alles sei stabil, ich sollte mit der Chemo aufhören und in vier bis sechs Monaten wieder zur Tomographie kommen.

Eine Stunde später war ich bei meinem Neurochirurgen, und er war einverstanden. »Gehen Sie nach Hause, und führen Sie ein normales Leben«, sagte er.

Das letzte Mal hatte ich diese Worte, glaube ich, im Januar 2003 gehört. Das kommt mir vor, als sei es schon ein halbes Leben her.

Ich bin erschöpft. Die ganze Anspannung, die sich in mir angestaut hatte, während das Datum und die Uhrzeit näherrückten, ist von mir abgefallen, und ich komme mir vor wie jemand, der einen Berg erklommen hat, wieder heruntergekommen ist und dann eine Stunde am Fuß des Berges sitzt und weint.

Bei mir ist alles mögliche nicht mehr Ordnung. Mein Sehvermögen wird nie mehr besser, mein Hörvermögen fängt auf einer Seite an nachzulassen, und meine Lese- und Schreibfähigkeit spielt mir neuerdings immer mal wieder einen Streich.

Als ich den Mut aufbrachte, diesmal selbst einen Blick auf die Tomographie zu werfen, sah ich, daß dort, wo sich bisher der Teil meines Gehirns befunden hatte, der mein rechtes Sehfeld steuerte, jetzt ein mit Wasser gefülltes Loch ist. Das ist ein merkwürdiger Anblick.

Aber ich höre die Worte »stabil« und »Remission« und fühle mich so erleichtert, daß ich am liebsten eine Woche lang schlafen würde. Vielleicht riskiere ich sogar das erste Bier seit sechs Monaten.

Das sind wunderbare Neuigkeiten. Wir können wieder anfangen, Pläne zu schmieden.

22 Die grausamen Tücken des Lebens

Dienstag, 25. November 2004

Letztes Jahr haben wir unseren ersten Hochzeitstag nur einen Tag nach meiner Entlassung aus dem Krankenhaus gefeiert. Den zweiten wollten wir am Dienstag wesentlich ruhiger begehen. Das sollte nicht sein.

Übers Wochenende hatte ich unangenehme, aber nur kurz andauernde Kopfschmerzen. Dann kam der Dienstag, und die Situation wurde richtig gefährlich. Die Kopfschmerzen ließen nicht mehr nach, und in meinem Kopf herrschte ein starker Druck. Ich konnte nicht mehr klar denken. Es fiel mir schwer, einfache Worte zu finden, und mein sehnlichster Wunsch war, mich hinzulegen und keine Kopfschmerzen mehr zu haben.

Mein Macmillan-Pfleger war inzwischen dreimal hier, mein Hausarzt einmal, und nach einem Telefongespräch mit meinem Onkologen sind wir wieder Herr der Lage. Ich brauchte dringend Tabletten gegen Übelkeit. Denn erst wenn mir nicht mehr schlecht wäre, könnte ich eine ziemlich ordentliche Dosis Steroide nehmen.

Es besteht die Vermutung, daß ich eine Gehirnblutung

erlitten habe. Die Tatsache, daß sie offenbar zum Stillstand gekommen ist und ich sogar diese Zeilen schreiben kann, ist ein gutes Zeichen. Am Dienstag werde ich mit meinem Onkologen besprechen, wie es nun weitergeht.

Ich hätte nicht so früh davon sprechen sollen, daß ich den Magnetresonanztomographen mag.

Es wäre schreckliches Pech, wenn der Tumor jetzt schon wieder zu wachsen anfinge. Schließlich habe ich doch erst Anfang des Monats die guten Nachrichten bekommen. Ich muß hoffen, daß es eine Blutung war, daß ich auf dem Weg der Besserung bin und daß die Blutung nicht von neuem beginnt. Das könnte aber gut der Fall sein.

Ich möchte bald wieder meine Remission genießen. Schließlich stehen Weihnachten, Silvester und ein Geburtstag vor der Tür. Und ich habe bereits ein Ticket, um meinen Bruder und seine Familie im Februar zum chinesischen Neujahrsfest zu besuchen. Dieses Datum will ich nicht versäumen.

Dienstag, 2. Dezember 2004

Hundertprozentig glücklich war ich nicht, als ich meinen Handyvertrag um weitere zwölf Monate verlängerte. Es war erst zwei Wochen her, daß ich erfahren hatte, ich sei wieder in Remission.

Ich hatte mich jedoch schon am Tag, als es auf den Markt kam, für das neue 3G-Handy entschieden und einen Testbericht darüber geschrieben; das war nach einem Jahr der erste Artikel von mir, in dem es nicht um Krebs ging.

Vielleicht war meine Sorge, das Schicksal herauszufordern, berechtigt. Die Remission ist, nur vier Wochen nachdem ich von ihr erfahren hatte, vorbei. Mein aggressiver Hirntumor ist wieder aktiv und dehnt sich in meinem

Kopf weiter aus, er wächst in den Raum hinein, den das Skalpell des Neurochirurgen ihm beim letzten Mal freigemacht hat.

Runde drei meines zähen Überlebenskampfes hat, etwas früher als geplant, begonnen. Ich habe wieder Chemotherapie, und hinter den Kulissen steht der Neurochirurg für den Fall bereit, daß der Tumor sein Wachstum nicht verlangsamt. Mein Onkologe hat mich wieder auf dieselben Zytostatika gesetzt, die ich vor zwei Jahren genommen habe: Temozolamid.

Der Umgang mit einem Rezidiv ist jetzt viel einfacher. Zwar hatte ich mit dem Rückschlag nicht so bald gerechnet – er ist um so grausamer, als wir uns gerade erlaubt hatten, Pläne für die nächsten sechs Monate zu schmieden –, aber mittlerweile kenne ich die Formel: Aus jedem Tag so viel machen, wie meine Kräfte es erlauben, und bloß nicht nach Gewißheiten in der Zukunft suchen, denn die einzige Gewißheit für jeden von uns ist das Ende.

Ich habe mich einmal auf den Tod vorbereitet, um dann aber beharrlich mit dem Leben weiterzumachen. Nie habe ich zu glauben gewagt, daß ich meinen Sohn als Neugeborenen erleben würde, und jetzt sehe ich jeden Tag das hinreißende zahnlose Grinsen meines Kleinen. In einem schmerzhaften Prozeß habe ich gelernt, nicht die Zukunft zu beklagen, die ich vielleicht verloren habe. Niemand besitzt seine Zukunft, bevor sie nicht seine Gegenwart geworden ist.

Und das hat sich gelohnt. Unsere Spezies hat Hunderttausende von Jahren ohne die Garantie überdauert, siebzig Jahre alt zu werden.

Meine Frau hat mich ermutigt, nachdem sie die Website www.virtualtrials.com entdeckt hatte. Dort hat sie den Teil über Glioblastom-Überlebende gelesen. Ich selbst habe ihn nicht gelesen – immer noch zu feige –, aber die Botschaft, die sie mir vermittelt hat, lautete, daß es wirklich Menschen gibt, die den gleichen Weg gehen wie ich, mit Krankheit, Erholung und Rezidiv, Strahlentherapie, Chemo und Operation, und die immer weitermachen. Mein Krebs ist nicht heilbar, aber wenn Ärzte versuchen, ihn in Schach zu halten, begnügen sie sich nicht mit Halbheiten. Ich danke ihnen und allen, die so eindeutig mit mir für meine Sache kämpfen.

Montag, 20. Dezember 2004

Als sich mein Krebs zum dritten Mal zurückmeldete, war ich schockiert. Mächtig und gefährlich ist er zu einer Zeit zurückgekommen, als meine Familie und ich langsam zu glauben wagten, daß wir eine offensichtliche Remission genießen könnten. Mit Stolz betrachte ich uns nun vierzehn Tage später und sehe, daß wir trotz einer weiteren 180-Grad-Wendung zurechtkommen. Ja, wir schlagen uns sogar ganz prima.

Meine Frau zeigt, wie anscheinend immer, ohne großes Aufhebens eine Stärke, die ich nicht begreifen kann, aber täglich bewundere. Ich bin endlich zur Ruhe gekommen – nach dem langen Auf und Ab des Schreckens, das mich über die letzten zwei-und-ein-bißchen Jahre gequält hat. Wir leben in einer harten, aber auch glücklichen Zeit, und wie immer die physische Entwicklung des Tumors aussehen mag, auf unsere Stimmung hat sie nur wenig Einfluß. Ich wünschte, das wäre alles, was ich diese Woche zu schreiben hätte.

Es ist immer gut, wenn es mir schwerfällt, etwas in dieses Tagebuch zu schreiben, denn das bedeutet, daß nichts passiert ist und ich mir regelrecht den Kopf darüber zerbrechen muß, was ich sagen könnte.

Aber das Leben hat noch mehr gemeine Tricks auf Lager. Als rüstiger und ansonsten gesunder Fünfundsechziger bekam mein tapferer geliebter Vater vor ein paar Wochen auch eine Krebsdiagnose.

Ich hatte erst ein bißchen Zeit mit ihm verbringen und den Ausgang seiner Operation abwarten wollen, bevor ich sein freundliches Angebot annahm, über ihn schreiben zu dürfen.

Als meine wunderbare arme Mutter mir erzählte, was da passierte, hätte ich es am liebsten für einen schlechten Witz gehalten. Der Großvater unserer Kleinen, der zusammen mit der Großmutter einen so wichtigen Eckpfeiler in unserem Leben darstellt, hatte gespürt, wie der Hammer fiel. Und jetzt hat sich auch für ihn wie für jeden anderen Krebsüberlebenden, für so viele Menschen, die mitten im Leben stehen, mit einem Schlag alles verändert.

Die Diagnose liegt schon Wochen zurück. Der NHS in Leeds teilte ihm einen allseits empfohlenen Chirurgen zu, der natürlich nicht die einzige Person in einem großen Team aus Ärzten und Pflegekräften war, das sich im Krankenhaus seiner annahm.

Dem Darmkrebs meines Vaters rückte man mit Schlüssellochchirurgie – Laparoskopie – zu Leibe. Und vor zehn Tagen weinte ich vor Freude und Erleichterung in den Armen meiner Frau, als wir zu Hause eine Nachricht auf dem Anrufbeantworter vorfanden. Der Chirurg hatte Vater freundlicherweise nicht noch tagelang auf einen Termin warten lassen, sondern ihn gleich zu Hause angerufen, um ihm zu sagen, die Lymphknotentests seien eindeutig. Der Chirurg hat uns die reale, glaubwürdige Hoffnung vermittelt, daß der Krebs meines Vaters ein solitärer Polyp war und entfernt wurde, bevor er streuen konnte.

Die glücklichen Menschen, bei denen dieser Krebs frühzeitig entdeckt wird, können geheilt werden. Heilung ist natürlich das magische Ziel. Es ist ein Schritt weiter als die Beherrschung der Krankheit, diese langwierige und harte Arbeit, bei der mir alle helfen, während ich gegen das bösartige kleine Ding ankämpfe, das sich da in meinem Kopf breitmacht. Erst die Zeit wird die Antwort auf Vaters Frage bringen.

Er sagte mir, daß er lieber heute als morgen den Krebs mit mir tauschen würde. Ich glaube, das würden die meisten Eltern tun – wir befinden uns an den entgegengesetzten Enden der Krebsscheußlichkeiten, und er sagte, ihm wäre es lieber, ich hätte die gute Prognose statt der wirklich ungünstigen. Aber ich würde das nicht wollen. Ich habe mich an meinen Kampf gewöhnt und bin froh, daß es ihm in seinem so gut geht.

Meine Eltern sind nach Leeds zurückgekehrt, nachdem sie ein paar Tage in London verbracht hatten, um den sechsundsechzigsten Geburtstag meines Vaters mit uns zu feiern – was uns allen viel Spaß gemacht hat. Sein Zustand ist von dem vor der Operation nicht mehr zu unterscheiden, nur muß man ihn gelegentlich daran erinnern, daß er seine Eßanweisung »wenig und oft« nicht mit »soviel ich will und jederzeit« verwechseln darf.

Vater und ich mußten den Krebs von innen her annehmen. Mutter hat jetzt zusätzlich zu einem Sohn auch noch einen Mann, um den sie sich sorgen muß. Und meine Frau trägt die doppelte Last. Als Krebsforscherin hat sie einen Job, der langsam, penibel und lebenswichtig ist. Er fasziniert sie, kann aber auch unerträglich rätselhaft sein und in Sackgassen führen, was dann Monate oder Jahre kostet. Und dann kommt sie nach Hause zu einem Mann, der täglich mit der Realität dessen kämpft, was die Krankheit außerhalb eines Labors und innerhalb eines menschlichen Kopfes anzurichten vermag.

Es wäre so schön für uns alle, wenn wir den Krebs einmal für drei Monate beiseite schieben und allein schon das Wort nicht verstehen könnten. Aber das ist nicht möglich, und der Wunsch nach Wundern ist in solch kostbaren Zeiten törichte Zeitverschwendung.

Ich glaube aber, daß der Krebs verliert. Er muß sich ständig den Fortschritten der Wissenschaft wie auch der Entschlossenheit jener Menschen beugen, die Tag für Tag weiter- und die Krankheit überleben. Der Krebs wird verlieren und der Mensch gewinnen.

Mittwoch, 29. Dezember 2004

Als ich das vorletzte Mal schrieb, gab ich die Neuigkeit preis, die ich so gerne noch in weiter Ferne gehalten hätte. Wir hatten auf eine Verschnaufpause gehofft – vielleicht sechs Monate der Ruhe vor dem Sturm.

Statt dessen hatte ich ein so virulentes und unerwartetes Rezidiv, daß für einen Moment niemand so recht zu wissen schien, was er dazu sagen sollte. Doch während ich schreibe, zieht am Horizont das Jahr 2005 herauf. Ich hatte fünf Wochen, um mich darauf einzustellen, und sie kommen mir vor wie Monate.

Was die Prognose meines Vaters angeht, sind wir optimistisch. Er fängt am 7. Januar mit seiner Chemo an, und wir hoffen inständig, daß die Behandlung gut laufen wird. Aber nach einer Krebsdiagnose ist niemand mehr derselbe wie vorher. Vater ist noch ganz am Anfang des Weges – ich bin in bezug auf das, was ich habe, schon ein Oldtimer.

Wir haben alle unser Päckchen zu tragen. Es ist aber, als hätte das Leben ein automatisches Gespür für Dimension und Verhältnismäßigkeit. Während ich schreibe, scheint die Zahl der Menschen, von denen man bis jetzt weiß, daß sie in dem Tsunami, von Somalia bis hinüber nach Indonesien, ums Leben gekommen sind, auf 150 000 gestiegen zu sein. Hunderttausende werden darüber hinaus an den Krankheiten sterben, die eine Folge davon sind.

Ich führe nicht das Leben, das ich mir wünsche. Ich wäre gerne in der Lage, kommende Geburtstage und Weihnachtsfeste vorauszuplanen. Meine Tochter ist fast drei, und ich kann immer noch nicht glauben, daß sie sehr bald ihren dritten Geburtstag mit mir zusammen feiern wird.

Doch ich finde Hoffnung und Freude in der Ungewißheit. Ich bin mehr als zuversichtlich, daß ich vor meinem Ende noch viel zustande bringen werde. Was für ein Unterschied zu diesen Hunderttausenden, die um ihr Überleben ringen, und denen, die die Toten beerdigen müssen.

Ich habe ohne Katastrophen das Alter von fünfunddreißig erreicht, und nur ein verrückter genetischer Unfall hat mich aus der Bahn geworfen. Jetzt ist mein Leben hart, aber es ist erfüllend, und auf meine kurzfristige Art bin ich glücklich. Die Ungewißheit meines Lebens ist ein Segen. Ich habe Pläne und Hoffnungen.

Ich hatte gefürchtet, die Geburt meines Sohnes nicht mehr mitzuerleben. Jetzt steht mir ein Kampf bevor, aber es ist einer, an dessen Ende ich womöglich seinen ersten Geburtstag werde mitfeiern können. Wie muß es dagegen sein, in einer Welt zu leben, in der das Fehlen eines Frühwarnsystems dazu führte, daß niemand rechtzeitig gewarnt werden konnte? Jeder hätte erfahren müssen, daß der Tsunami kam.

Ich weiß nicht, ob die Forschung genug über meinen Krebs herausfinden wird, um das Zeitrad für mich noch weit genug zu drehen. Aber die Technologie, die Millionen vor dem Erdbeben hätte warnen können? Die existiert bereits.

23 Die Zeit ist gekommen

Donnerstag, 27. Januar 2005

Das ist mein letzter Tagebucheintrag. Ich habe ihn im voraus geschrieben, denn ich wußte, daß es eine Zeit geben würde, zu der es mir nicht mehr gut genug gehen würde, um weiterzuschreiben.

Diese Zeit ist jetzt gekommen.

Als ich anfing, darüber zu schreiben, daß ich einen Hirntumor habe, wußte ich eigentlich gar nicht genau, warum ich das tat. Der persönliche journalistische Stil hatte mich nie besonders gereizt, nicht einmal als Leser.

Als ich jedoch meine Diagnose bekam, hatte ich das dringende Bedürfnis, mich gegen etwas zur Wehr zu setzen, was mir als die Machtlosigkeit der Situation erschien. Ich wollte unbedingt etwas Gutes aus dem Schlechten machen.

Ich wußte nicht, ob das, was ich schrieb, zu irgend etwas gut sein würde, noch wußte ich, ob irgend jemand es lesen würde, aber ich wollte es versuchen. Außerdem hatte ich den starken Wunsch, mit Hilfe dieses Tagebuchs die Verbindung zu meinem Beruf aufrechtzuerhalten, für den Fall, daß es mir einmal nicht gut genug ginge, um zu arbeiten.

Jetzt weiß ich, daß Menschen das Tagebuch nützlich gefunden habe. Zu wissen, daß Menschen, die sich in einer ähnlichen Situation befinden wie ich oder sich um solche Leute kümmern, etwas daraus gezogen haben, bedeutet mir ungemein viel. Das regelmäßige Feedback von Dutzenden und Dutzenden von Menschen jedesmal, wenn ich geschrieben hatte, war wunderbar, vor allem in echten Krisenzeiten. Ohne hätte ich sicher nicht so lange durchgehalten.

Ich bin vielen Menschen dankbar, und das ist vermutlich der Zeitpunkt, es ihnen zu sagen. Mein Onkologe beherrschte es geradezu meisterhaft, in dunklen Zeiten Optimismus zu verbreiten und mir Verschnaufpausen von unschätzbarem Wert zu verschaffen, ebenso wie sein Kollege, mein Neurochirurg, der mehr als einmal mit erstaunlichem Geschick üble Krebsklumpen aus meinem Kopf operierte.

Ich habe nicht alle Mitglieder der Teams gesehen, die meine Kraniotomien durchgeführt haben, weiß aber, was für hervorragende Arbeit sie geleistet und wie sie anschließend dafür gesorgt haben, daß ich wohlauf und schmerzfrei war. Sie und das gesamte an meinen Operationen und der Nachsorge beteiligte Personal waren erstklassig.

Mein Hausarzt hat mir seine uneingeschränkte Unterstützung zukommen lassen, und ohne sein promptes Handeln am Anfang meines Dramas wäre es mir ganz sicher nicht annähernd so gut ergangen. Die Macmillan Nurses sind für ihre wertvolle Hilfe und Professionalität berühmt. Mein Pfleger hat da keine Ausnahme gemacht. Wir verstanden uns auf Anhieb.

Danken möchte ich auch den vielen Kollegen und Freunden bei der BBC, die mir eine solche Stütze waren, und vor allem meinen unmittelbaren Vorgesetzten für ihr persönliches Engagement, das weit über bloße Pflichterfüllung hinausging.

Mit dieser Kolumne wollte ich den Beweis antreten, daß es möglich ist, den Krebs zu überleben, ihn zu besiegen und sich nicht von ihm vernichten zu lassen. Obwohl ich mich jetzt verabschieden muß, habe ich das Gefühl, es geschafft zu haben. Ich bin nicht besiegt worden.

Danke noch einmal allen, die mir geholfen und mich begleitet haben. Ich weiß, die letzte Phase wird nicht leicht sein, aber ich weiß auch, daß ich umsorgt sein werde, wie ich es immer war.

Ich möchte mit einem Appell enden. Ich habe immer noch keine Ahnung, warum ich Krebs bekommen habe, aber viele andere Krebspatienten wissen, was sie krank gemacht hat. Wenn zwei oder drei Menschen als Folge meines Schreibens mit dem Rauchen aufhören, wird der eine von ihnen, der sonst Krebs bekommen hätte, leben, und dann hätte sich mein ganzes Geschreibsel bereits gelohnt.

Nachwort

Ivan starb am 31. Januar 2005, vier Tage nach der Veröffentlichung des letzten Eintrags in seinem Online-Tagebuch und zwei Wochen nach dem dritten Geburtstag seiner Tochter. Er starb friedlich im Beisein seiner Frau und seiner Eltern im Edenhall Marie Curie Hospice in London, dessen Mitarbeiterinnen und Mitarbeitern Ivans Familie für ihr Mitgefühl und ihren Respekt danken möchte.

Viele tausend Leserinnen und Leser kommentierten seinen Tod, weltweit berichteten Zeitungen darüber, und im britischen Unterhaus fand seine inspirative Arbeit eine offizielle Würdigung. Im folgenden findet sich eine ganz kleine Auswahl von Kommentaren, die der BBC zugingen.

From: Qaiser Bakhtiari, Karachi, Pakistan
Leute wie Ivan sind Alltagshelden. Ich bin sicher, daß er einen großen Einfluß auf das Leben all derer ausübt, die sein Tagebuch gelesen haben. Möge er im Frieden Gottes ruhen.

From: Joanna, London
Nachdem ich letzte Woche Ivans letzten Eintrag gelesen hatte, hat mich die Nachricht von seinem Tod sprachlos gemacht. Wie die meisten von uns hatte ich immer gehofft, er würde den Krebs besiegen.

From: Tom, Großbritannien
Zu Ivans Vermächtnissen wird gehören, mit seinem Tagebuch ein Bewußtsein geschaffen, diese Krankheit ans Licht der Öffentlichkeit gebracht und jene von uns, die das Glück haben, am Leben zu sein, motiviert zu haben, den Krebs zu bekämpfen – bis er eine Krankheit ist, die der Vergangenheit angehört. Der Wissenschaft kann das mit der Zeit gelingen, daran glaubte Ivan wohl am meisten. In alldem lebt Ivans Geist fort. Meine Gedanken sind bei seiner Familie – möge sie so stark sein, wie er es war.

From: Neil Morley, Liphook, Hants
Mir hat es so leid getan, diese Nachricht zu lesen. Er war ein echter Kämpfer und hat bis zum Schluß durchgehalten, um möglichst viel Zeit mit seiner Familie herauszuholen, die er offensichtlich sehr liebte. Seine Worte rücken die Dinge für mich in die richtige Perspektive. Ich habe jetzt angefangen, mich fit zu halten, und betrachte meine Familie als Motivation dafür. Den entscheidenden Anstoß gaben mir die Lektüre von Ivans Tagebüchern und die Einsicht, daß man nicht selbstverständlich davon ausgehen sollte, daß morgen noch alle für einen dasein werden und umgekehrt. Ich hoffe, daß seine Kinder, wenn sie älter sind, diese Botschaften lesen und erkennen, welche Quelle der Inspiration ihr Vater für so viele Menschen gewesen ist.

From: Peter Lockheart, Bangor, Nordirland
Ich habe die Kommentare dieses Mannes als einen nachhaltigen Realitätscheck empfunden. Wir jammern jeden Tag über die kleinsten Unannehmlichkeiten. Die Welt muß jedes Wort lesen, das Ivan geschrieben hat, und sich darüber klarwerden, daß keiner von uns weiß, was der nächste Tag bringen wird. Wir müssen die Segnungen zählen, die uns zuteil werden. Dieser Mann hat mich gelehrt, meine zu zählen. Danke für Ihre Erinnerungen, Ivan – Ihre Frau und Ihre Kinder sollten sehr stolz auf Sie sein.

From: Caroline, Dublin
Ich möchte Ivans Familie mein tiefstes und aufrichtigstes Beileid ausdrücken. Nachdem ich die furchtbar traurige Nachricht über Ivan gelesen hatte, ging ich mit schwerem Herzen wieder in meine Vorlesungen. Es war, als wäre ein mir sehr nahe stehender Mensch gestorben, obwohl ich nicht einmal die Stimme dieses tapferen Mannes gehört habe. Er hat mein Leben verändert, und dafür danke ich ihm.

From: Maritza, Panama
Ivan, danke, daß Sie uns daran erinnert haben, daß wir nur *ein* Leben haben, es genießen und um jeden Tag kämpfen sollten, egal, was wir durchmachen.

From: K. Jeevan, Kuwait
»Ich bin nicht besiegt worden.« Ich meine, die Welt sollte Ivans Aussage aus seinem letzten Tagebucheintrag als Slogan für alle Arten von Krebs nehmen. Seine positive Haltung angesichts der letzten Realität, die für ihn heraufzog, spricht für sich. Möge Gott seine Seele in Frieden ruhen lassen und seiner Frau und seiner Familie den Mut und die Kraft geben, das Leben in vollen Zügen zu genießen, denn ich glaube, genau das hätte er sich von ihnen gewünscht.

From: Sue Bunce, Salisbury
Mein Mann hat Morbus Hodgkin, und ich bin behindert. Ivans Kolumne war sehr wichtig für mich, sie gab mir Hoffnung und Mut. Die Nachricht von seinem Tod hat mich sehr traurig gemacht – er hatte noch so viel zu geben. Aber schon in kurzer Zeit hat er so vielen Menschen geholfen. Was könnte jemand sich Schöneres vom Leben wünschen? Ich werde ihn immer in Erinnerung behalten.

From: Miranda Benefield, Texas
Als ich das Ende von Mr. Nobles Tagebuch las, war ich zutiefst bewegt. Sein Mut und seine Würde erinnern uns alle daran, wie Martin Luther King jun. einmal sagte, der wahre Charakter eines

Menschen zeige sich erst im Angesicht der Not. Ivans Tod ist eine ständige Mahnung an Eltern und Familien, jeden Tag voll auszuschöpfen und das Leben, das jeder von uns das Glück hat leben zu dürfen, auch anzunehmen.

From: Charles, London
Sehr, sehr traurige Nachricht. Dieses Tagebuch war ein Zeugnis für die Bedingungen des menschlichen Lebens. An manchen Tagen habe ich es kaum über mich gebracht, es zu lesen. Nur der Gnade oder dem Schicksal oder einfach dem Glück verdanke ich, daß ich noch lebe. Ivans Kolumnen haben seine Leser verändert, und nur in diesem Sinne lebt seine Erfahrung durch sie weiter. Er hat Großartiges bewirkt.

Danksagung

Für ihre Unterstützung und Freundschaft gilt mein Dank vielen Kolleginnen und Kollegen bei der BBC News Website, allen voran Jon Amos, Alex Kirby, Gary Duffy und Pete Clifton.

Viele Spezialisten haben zu meinem Wohlbefinden beigetragen. Für ihre nicht nachlassende Sorge danke ich meinem Onkologen Dr. P. N. Plowman, meinem Neurochirurgen F. Afshar, meinem Macmillan-Pfleger Tony Day, meiner Therapeutin Nicola Haskins und meinem Hausarzt Dr. Thomas Strommer. Dr. Roger Lichy hat sich geduldig an der ganzheitlichen Front bemüht. Dank gebührt auch den zahllosen Mitgliedern des Pflegepersonals, die sich um mich gekümmert haben, insbesondere Jill Ayres im Royal London und Steve in der London Clinic. Das Bristol Cancer Help Center gab wertvolle Tips, und Simon Watson brachte mir Qi Gong bei.

Judith Longman und ihre Kolleginnen und Kollegen bei Hodder & Stoughton äußerten liebenswürdigerweise den Wunsch, mein Online-Tagebuch in ein Buch zu verwandeln. Mein Kollege Giles Wilson übernahm voller Enthusiasmus und Verständnis dessen Redaktion. Robin Lustig und Jeremy Bowen stellten großzügig ihre Zeit zur Verfügung. Richard Friebe war so nett, auf meiner Schokoladenseite zu bestehen, als er mich fotografierte, eine Aufmerksamkeit von größter Bedeutung für jemanden, der sich einer schweren Operation am oberen linken Hinterhauptsbein unterzogen hat. Vera Brüggemann und Ralph Kostrzewa waren über viele, viele Jahre ebenso liebe und respektlose Freunde wie herzliche Gastgeber.

Überaus dankbar bin ich den zahllosen Menschen, die sich die Zeit genommen haben, auf meine Einträge zu reagieren, ganz besonders denen, die dabei ihre eigenen Krebserfahrungen geschildert haben. Ohne sie hätte es nicht einen lebendigen Dialog, sondern einen eintönigen Monolog gegeben.

Es wäre falsch, die vielen Freunde unerwähnt zu lassen, die mir durch dunkle Zeiten hindurchgeholfen und die Freuden der guten mit mir geteilt haben.

Barry Wilcox überwand seinen wohlbegründeten Abscheu vor Krankenhäusern, um mich zu besuchen und meinen Verband zu bewundern. Piers Melbourne und Kevin Oliver munterten mich mehrmals an meinem Krankenbett auf. Jenny Norton hat sich geduldig meine dramatischen und jammervollen Geschichten angehört.

Von Monica Whitlock lernte ich mehr, als ihr wahrscheinlich bewußt ist, nicht zuletzt auch, wie man schreibt, und sie half mir, daran zu glauben, daß irgend jemand dieses Tagebuch würde lesen wollen.

Patrick und Christiane Michl waren von Anfang an da. Michael Steininger und Barbara Nicke haben sich als die absolut zuverlässigen Freunde erwiesen, die sie immer waren.

Mark und Alison Flashman und Kathryn und John Ginn erkannten, wenn ich dringend etwas zu essen, eine Verschnaufpause oder Gesellschaft brauchte, und sorgten auf der Stelle dafür.

Rachel Cooper und Mehmet Sen wagten den Drahtseilakt, beratende Onkologen und gleichzeitig meine

Freunde zu sein. Für ihre Einfühlsamkeit bin ich ihnen sehr dankbar.

In Berlin nahmen Kerstin Lehmann und Uwe Happel uns in Zeiten großer Angst bei sich auf und waren für uns da.

Michel Gregoire suchte überall in seiner Heimat nach etwas, was meinen Zustand hätte verbessern können.

Jules Horne schickte mir die tröstenden Worte einer alten Freundin und Schriftstellerin.

Mary Arnold-Forster gewährte uns Zuflucht in Skye, lud mich zu meinem allerersten Burns Supper ein und machte uns mit Malcolm bekannt, der mich die vielbejammerte »Spark« segeln ließ.

Tom Mulligan kam, um mir mein Mittagessen zu kochen, wenn ich zu durcheinander war, um es selbst zu machen.

Kate Tobin fand Zeit für mich, auch wenn sie eigentlich gar keine hatte.

Bobbie und Andrew Fraser gewährten jemandem, den sie anfangs kaum kannten, großzügig und wiederholt ihre Gastfreundschaft.

Ihr Sohn Simon hat mehr als ein Jahrzehnt meiner Krisen und Verrücktheiten mitbekommen. Ich danke ihm dafür, daß er mir der allerbeste Freund geblieben ist.

Meine Schwägerin Gerhild und ihr Mann Günter waren bei unzähligen Abstechern nach Deutschland unsere großzügigen Gastgeber.

Dafür, daß sie in ihrer Liebe und ihrem Beistand nie nachgelassen haben, danke ich von ganzem Herzen meinen Eltern Ray und Kathy und meinem Bruder Ian. Ich hoffe, letzterer wird mir meine grammatikalischen Schwächen verzeihen können.

Nun hoffe ich aufrichtig, niemanden vergessen zu haben – mir sind so viele Aufmerksamkeiten zuteil geworden.

Selbst wenn ich auf wundersame Weise meine Krankheit überwinden und siebzig Jahre alt werden sollte, weiß ich, daß ich dennoch nie genügend Worte finden würde, um meiner liebenden und geliebten Frau A. für alles zu danken.

London, Hallowe'en, 2004

Ivan Noble …

… wurde 1967 in Leeds geboren und ging in Luton und Leeds zur Schule, bevor er an der University of Aston in Birmingham Deutsch studierte. Von 1988 bis 1990 lebte er in der damaligen DDR, wo er einen Job beim Fremdsprachendienst in Berlin bekam. Am Abend des 9. November 1989 überquerte er auf dem Motorrad die Grenze – was er mit seinem britischen Paß schon unzählige Male zuvor getan hatte.

Nach seinem Hochschulabschluß ging er zur BBC, zunächst als Übersetzer, dann als Korrespondent für Nairobi, schließlich arbeitete er als Ausbilder in Online-Journalismus und als Redakteur für Wissenschaft und Technik. Er lebte mit seiner Frau und zwei kleinen Kindern im Norden Londons.

PIPER

François Lelord
Hectors Reise

oder die Suche nach dem Glück. Aus dem Französischen von Ralf Pannowitsch. 187 Seiten. Gebunden

Auf seiner Weltreise stellt Hector allen, denen er begegnet, dieselbe Frage, die wiederum bei Männern meist Belustigung, bei Frauen eher Tränen hervorruft: »Sind Sie glücklich?« Warum träumen wir so oft von einem glücklicheren Leben? Liegt das Glück im beruflichen Erfolg oder im privaten? Hängt es von den Umständen ab oder von unserer Sichtweise?
Am Ende seiner Abenteuer hat Hector dreiundzwanzig Antworten und erkennt: nichts ist einfacher als wahres Glück.

»Ein philosophisches Märchen.«
Le Figaro

01/1337/02/L